世界茶文化学術研究叢書 II

栄西『喫茶養生記』の研究

熊倉功夫・姚 国坤 編

宮帯出版社

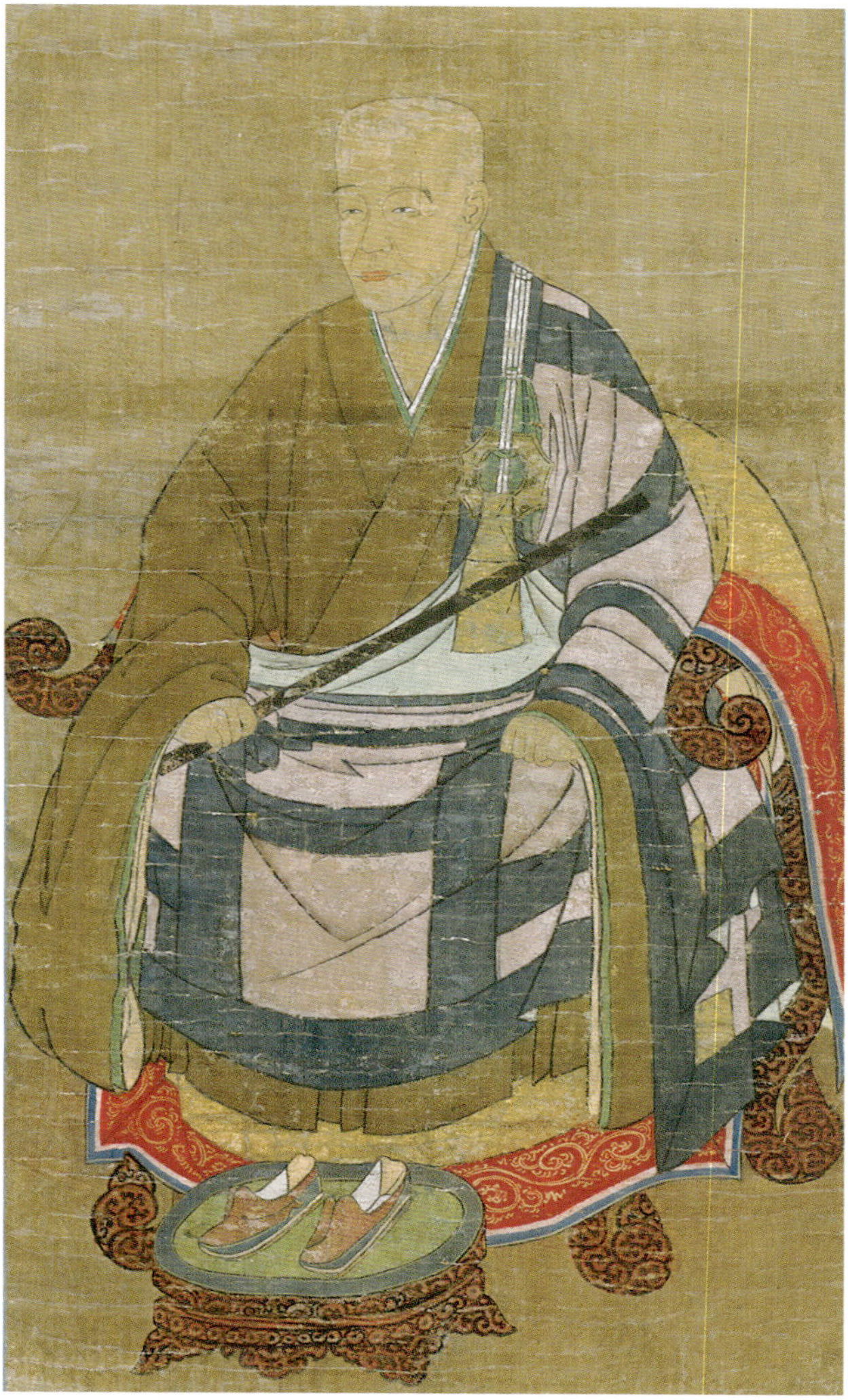

明庵栄西像 絶海中津賛（建仁寺両足院蔵）
明庵は栄西の道号。絶海中津は相国寺の住持。

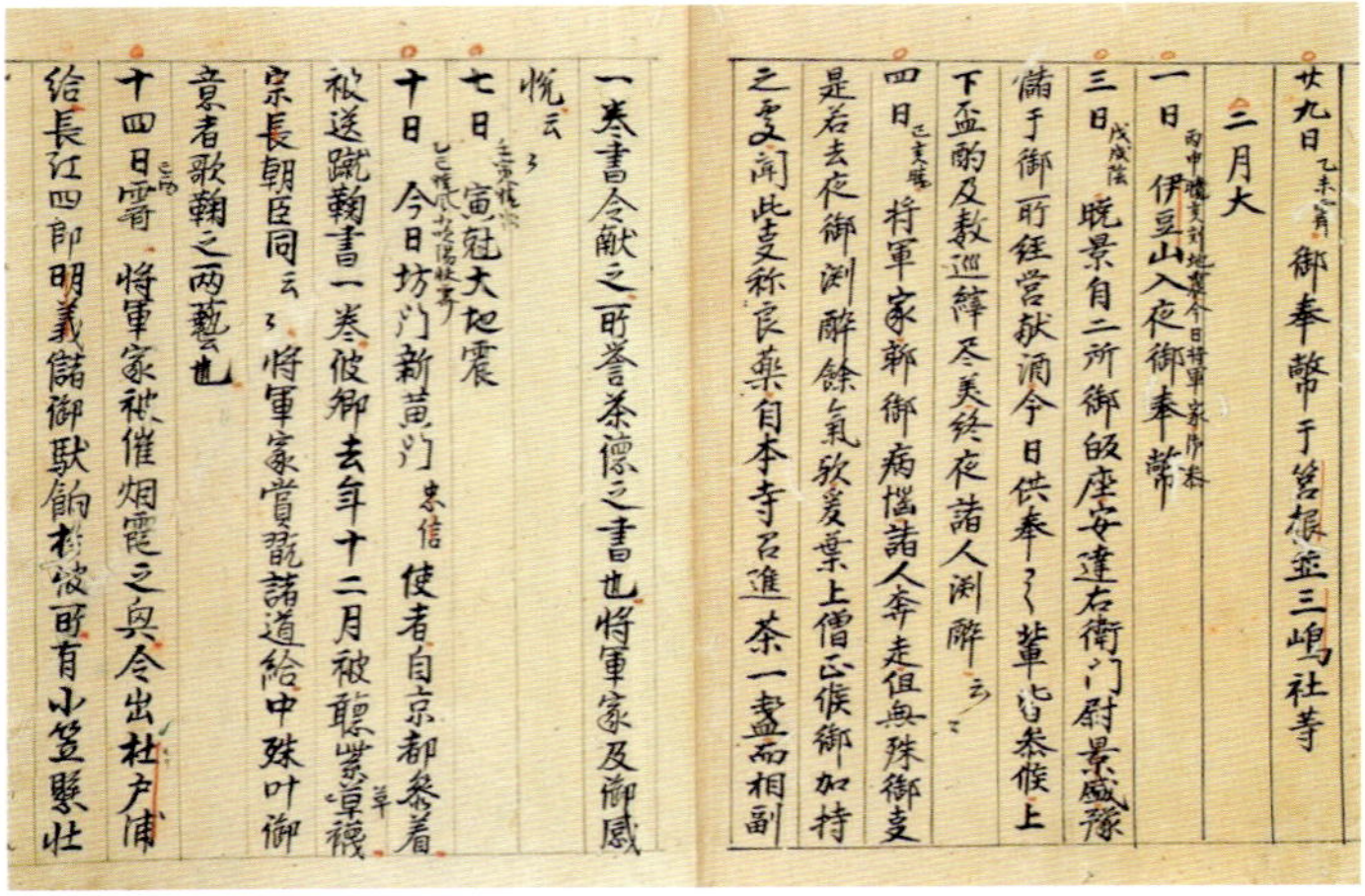

廿九日乙未 御奉幣于筥根并三嶋社等
二月大
一日 伊豆山入夜御奉幣
三日 戊戌 晩景自二所御飯座安達右衛門尉景盛儲于御所経営献酒今日供奉之輩皆参候上下盃酌及数巡舞尽美終夜諸人酒酔云々
四日 己亥 将軍家聊御病悩諸人奔走但無殊御事是若去夜御酒酔余気歟爰葉上僧正候御加持之処聞此事称良薬自本寺召進茶一盞而相副一巻書令献之所誉茶徳之書也将軍家及御感悦云々
七日 寅刻大地震
十日 今日坊門新黄門使者自京都参着被送蹴鞠書一巻彼卿去年十二月被聴紫革襪宗長朝臣同之云々将軍家賞翫諸道給中殊叶御意者歌鞠之両芸也
十四日 将軍家被催烟霞之興令出杜戸浦給長江四郎明義儲御駄餉於彼所有小笠懸仕

「吾妻鏡」（巻22、建保2年2月の部分、国立公文書館蔵）

源実朝が体調のすぐれないとき、栄西が茶を勧め、茶の効用を記した書一巻を献上したことに触れている。

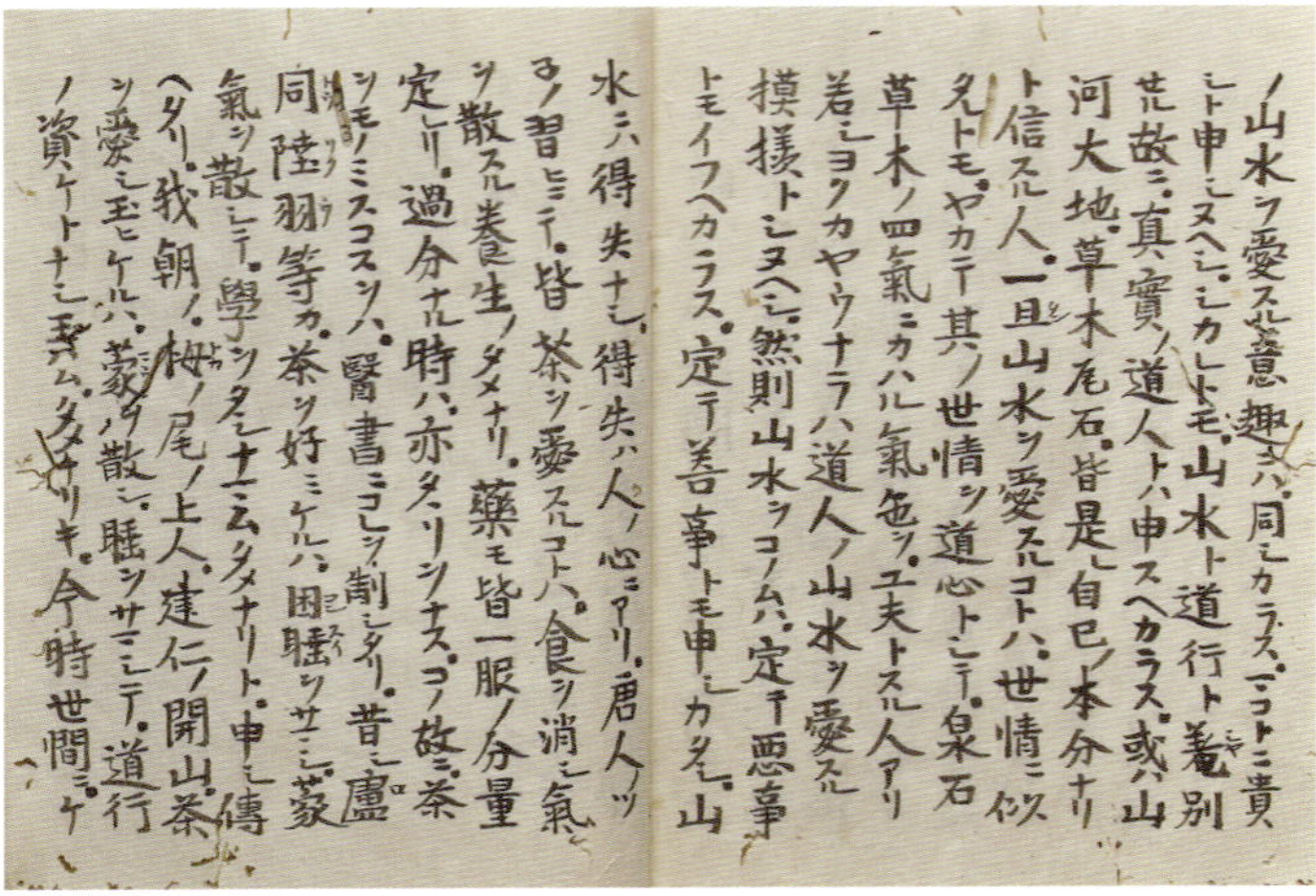

ノ山水ヲ愛スル意趣モハ同シカラス。コトニ貴シト申シヌヘシ。シカレトモ山水ト道行ト差別アル故ニ。真実ノ道人トハ申スヘカラス。或ハ山河大地。草木瓦石。皆是レ自己ノ本分ナリト信スル人。一旦山水ヲ愛スルコトハ。世情ニ似タルトモ。ヤカテ其ノ世情ヲ道心トシテ。泉石草木ノ四気ニカハル気色ヲ。工夫トスル人アリ若シヨクカヤウナラハ道人ノ山水ヲ愛スル模様トシヌヘシ。然則山水ヲコノムハ。定テ悪事トモイフヘカラス。定テ善事トモ申シカタシ。山水ニハ得失ナシ。得失ハ人ノ心ニアリ。唐人ノ子ノ習ヒテ。皆茶ヲ愛スルコトハ。食ヲ消シ気ヲ散スル養生ノタメナリ。薬モ皆一服ノ分量定レリ。過分ナル時ハ亦タリシナス。コノ故ニ。茶ヲモノミスコスシハ。医書ニモシヲ制シタリ。昔シ盧同陸羽等カ。茶ヲ好ミケルハ。困睡ヲサマシ。蒙気ヲ散シテ。学ヲタシナム云タメナリト。申シ傳ヘタリ。我朝ノ栂ノ尾ノ上人。建仁ノ開山。茶ヲ愛シ玉ヒケルハ。蒙ヲ散シ。睡ヲサマシテ。道行ノ資ケトナシ玉ハムタメナリキ。今時世間ニケ

「夢中問答集」夢窓疎石著（康永元年成立、元和2年写、建仁寺両足院蔵）

盧同、陸羽、栄西、明恵が茶を好んだ理由に触れている。

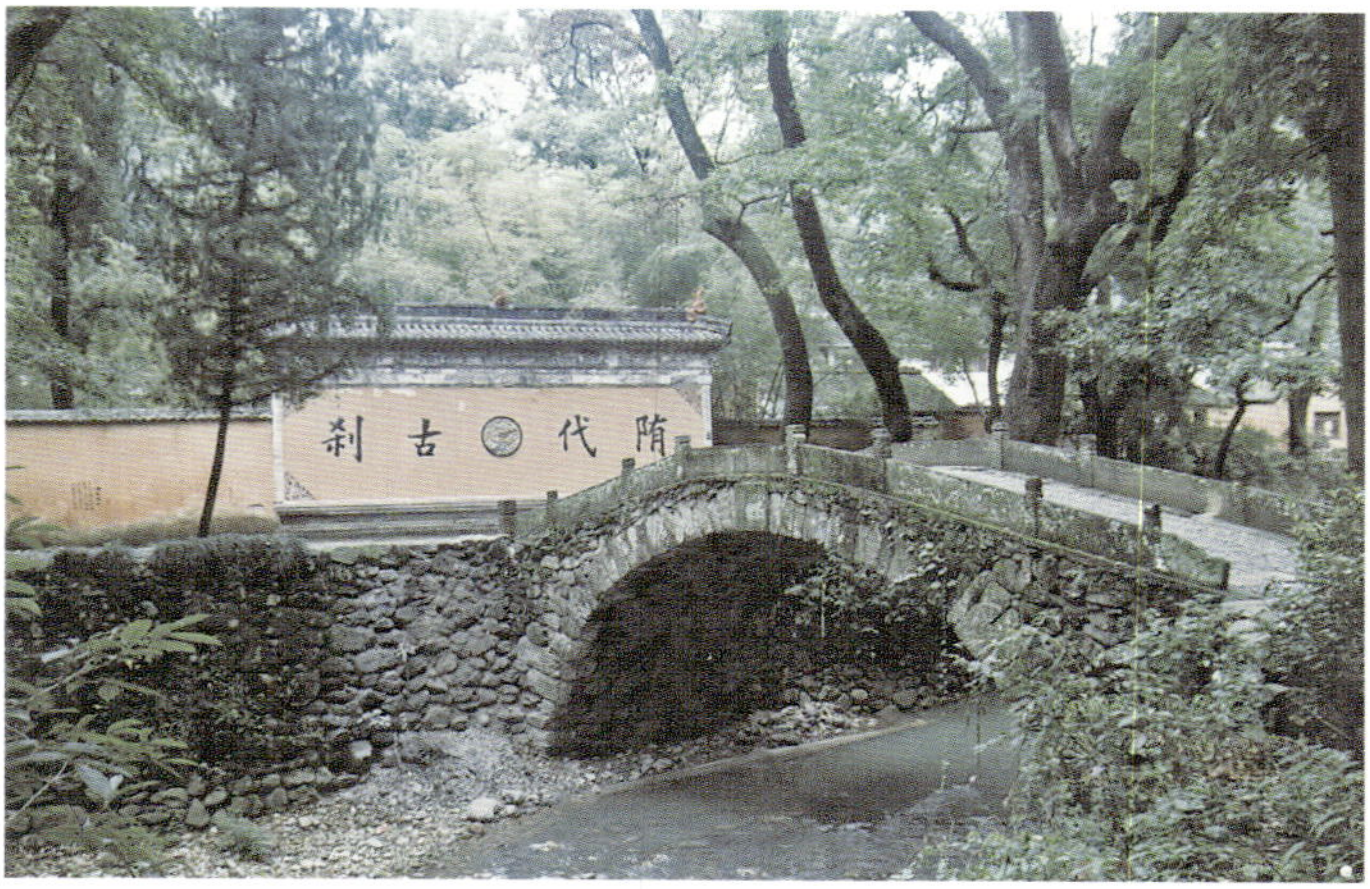

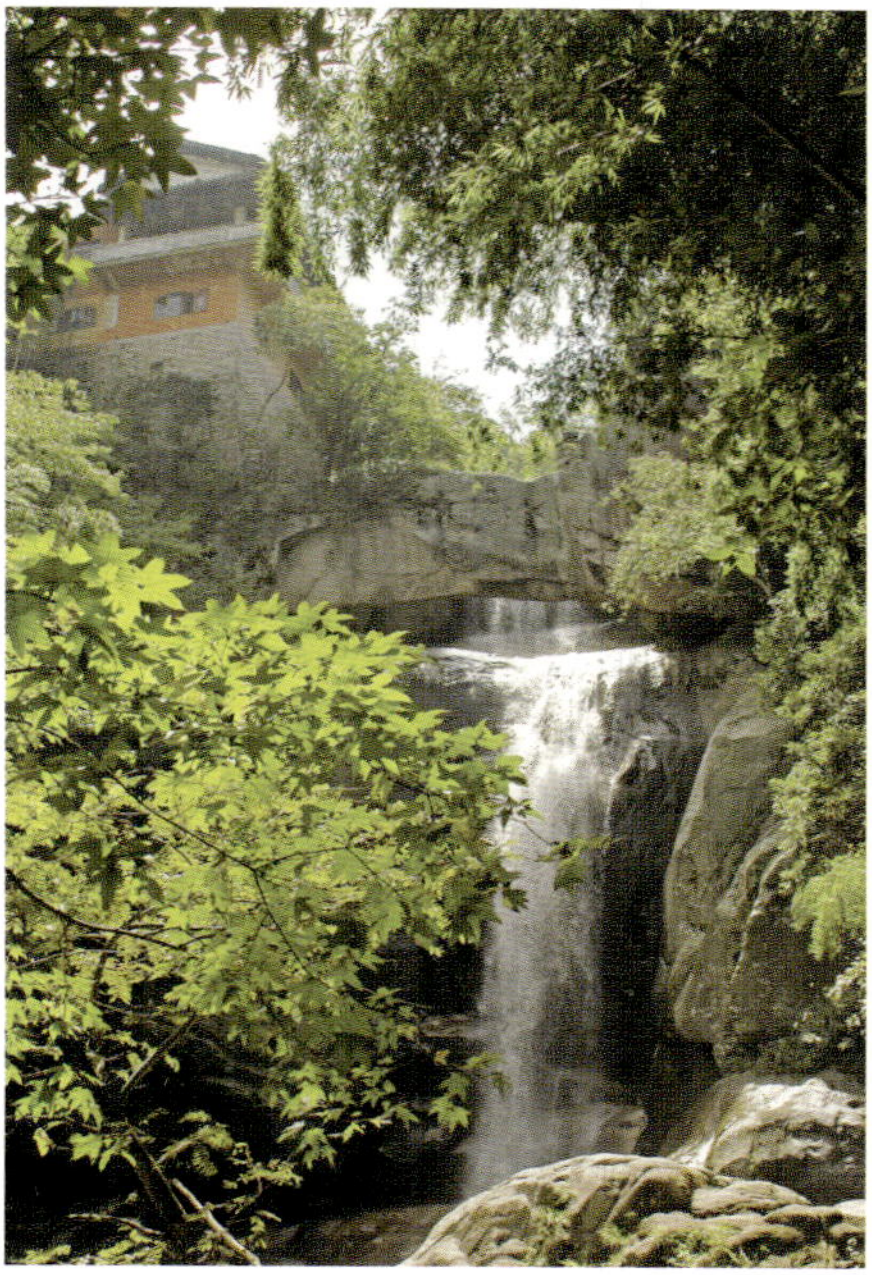

〈上〉天台山国清寺山門
〈左〉天台山石梁羅漢
茶発祥の地
（共に姚国坤撮影）

栄西は、仁安3年（1168）と文治3年（1187）との二度天台山で参禅している。

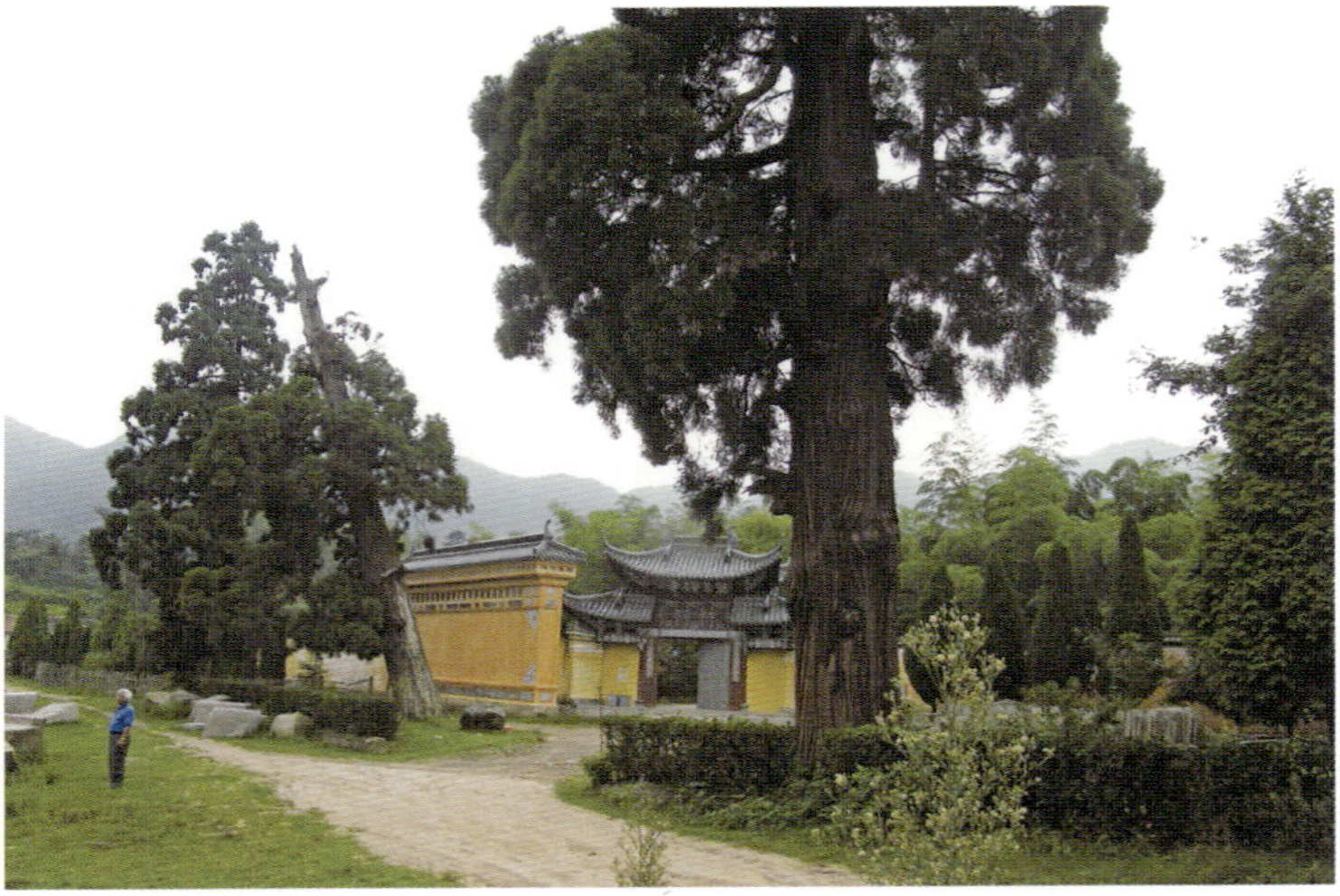

天台山万年寺（姚国坤 撮影）

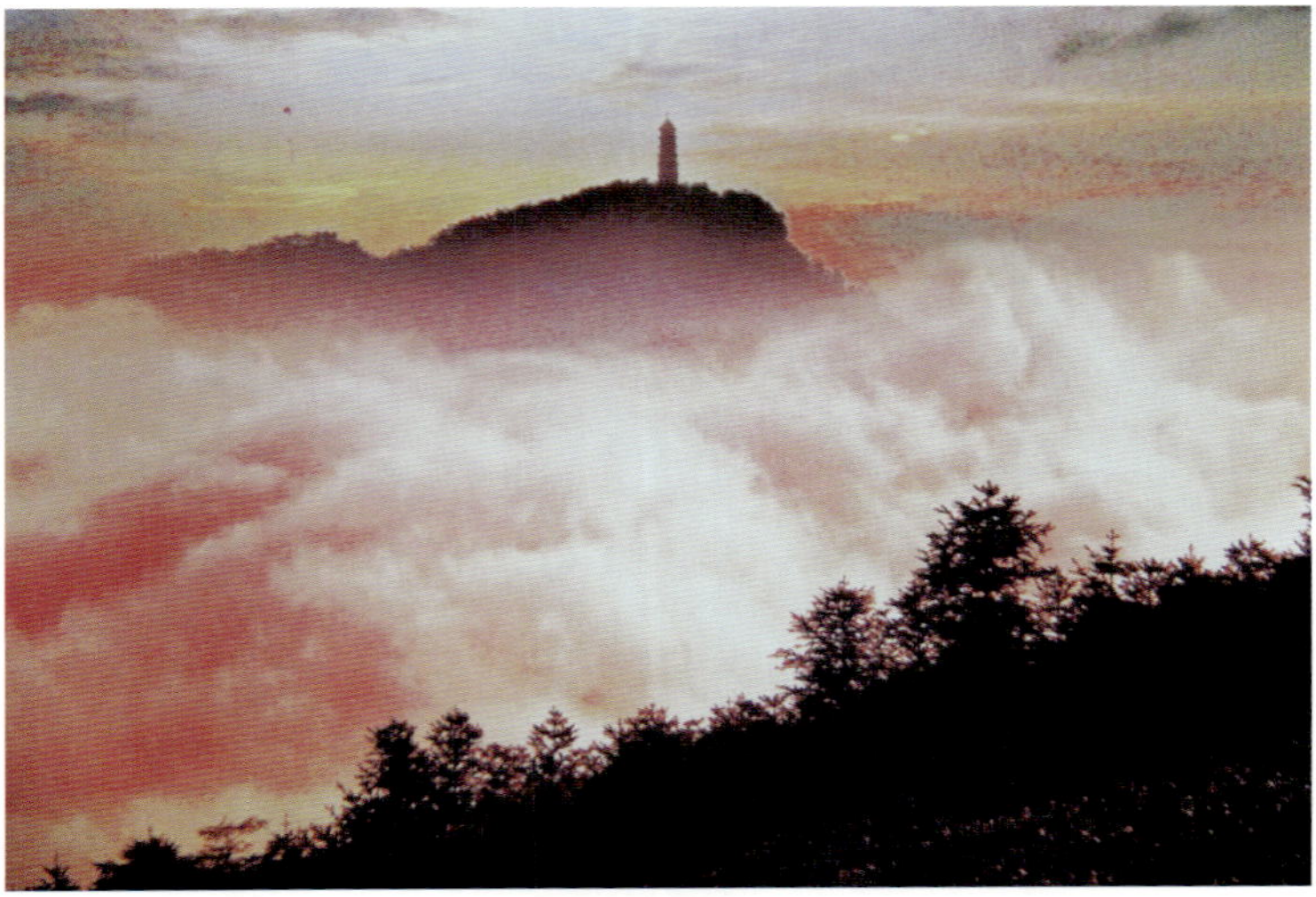

天台山（姚国坤 撮影）

序

熊倉功夫

『世界茶文化学術研究叢書』Ⅰとして出版された『陸羽「茶経」の研究』の序文に予告した通り、第二回の研究会が「栄西『喫茶養生記』の研究」というテーマで、二〇一二年十月二日、静岡で開催された。静岡県の世界緑茶協会の主催、はごろもフーズ協賛によりシンポジウムが開かれ、同夜には世界緑茶協会会長でもある川勝平太静岡県知事の出席も得て研究会参加者の歓迎会が開かれた。翌日の十月三日は場所を静岡グランシップに移して「栄西と『喫茶養生記』」というテーマで公開シンポジウムが開催され、研究者や茶業関係者、一般市民など多くの参加者があった。このシンポジウムで発表された論文に加筆して、今回の出版となったのは、第一回の研究会と同様である。

栄西の『喫茶養生記』は、茶に関して書かれた専書として日本最初の書籍であり、中国における陸羽の『茶経』に匹敵する位置にあるといって過言ではない。茶の効能ばかりでなく製造法や中国の茶の文献の紹介など、実に行き届いた書物である反面、栄西の執筆動機、対象として想定された読者、その影響等、不明なところも多い。さらに栄西が見聞した中国宋代の茶文化との関係も解明すべき所が残されている。本書はこうした疑問に応えるべく執筆、編集されたのであるが、もちろんまだ十分ならざる所は残る。それにしても日中共同研究の成果が『喫茶養生記』について実を結んだことは、今後の研究の方向をより確かなものにしたという意味で大きな意義があろう。また高橋忠彦氏によって『喫茶養生記』の正確な本文が巻末に収められたことは、本書の価値を高からしめる所であろう。その労を多とするものである。

出版にあたっては、第一回の『茶経』の場合と同じく、高橋忠彦氏ならびにその門下の山崎藍氏、佐藤正光氏には翻訳の上で大変なご苦労をおかけした。ここに記して深甚の謝意を表したい。また中国からご寄稿いただいた中国研究者の各位、また国内研究者、なかでも開催に向けて事務的手続きに奔走くださった関剣平、中村修也両氏にもあつく感謝申しあげたい。今回は世界緑茶協会ならびに会長川勝平太知事、はごろもフーズ会長後藤康雄氏には多大なご支援をいただいた。あつく御礼申しあげる。

本書出版の少しのちに本書の中国語版も出版の予定である。当初意図していたかたちがここに実現する。誠に喜ばしいことといわねばならない。今後さらに、世界茶文化学術研究会が継続、発展し、日中共同研究の実があがることを期したいと考えている。

目次

Ⅲ 宋代の飲茶法と文化

Ⅳ 史料

Ⅰ　栄西の事跡と『喫茶養生記』

栄西禅師と『喫茶養生記』への疑問

熊倉功夫

一、栄西禅師の生涯

栄西禅師は備中国（現岡山県）吉備津《きびつ》神社の社家賀陽《かや》家に保延七年（一一四一）に生まれた。幼名は千寿丸といった。父は三井寺に縁があり、仏教学にも通じていたとみえ、千寿丸は八歳の時に父について倶舎頌《くしゃじゅ》などを読んだという。

僧侶としての歩みは十一歳にはじまる。備中国安養寺に入り静心に師事し、ついで十三歳（仁平三年・一一五三年）で比叡山に登り、翌年、受戒し栄西と称するに至った。十代の栄西の勉強ぶりは徹底していたとみえ、静心没後はその法兄の千命、さらに延暦寺の有弁について寺門流の天台密教を学び、「虚空蔵求聞持法《こくうぞうぐもんじほう》」の伝授を受けるなど、めざましく学僧としての修行をつんでいる。また伯耆国《ほうき》（現島根県）大仙《だいせん》で習禅房基好から台密の奥義も聞いた。

しかし栄西の求道の心は満たされなかった。時に叡山の堕落した姿にあきたらず、栄西の目は、天台教学発祥の地、中国への留学にと向けられていった。栄西は二十七歳（仁安二年・一一六七年）の時、入宋《にっそう》をめざして出発地である九州へおもむいた。かつて奈良時代には遣唐使が派遣され、それに伴って多くの僧侶が中国へ渡って大量の文物・情報を日本にもたらしたが、十世紀の遣唐使の廃止以降、入唐《にっとう》した僧侶は数人に過ぎない。栄西や重源《ちょうげん》が中国に渡る前は、約百年間入宋する僧がいなかった。栄西以降の、頻繁な日中交流を考えると不思議なことである。

栄西は翌年、念願がかなって中国へ渡った。航海術もまだ未熟でいつ難破するかわからぬ危険な旅であった。しかし無事、出発後約二十日間で明州（現寧波）に到着。そこで、のちに日本に南宋様式の建築技術を導入した俊乗坊重源と出会い、共に天台山に登った。多年の願いがかなった入宋であったにもかかわらず、何故か栄西はあわただしく約半年にして日本に帰った。研究者によっては、密教への思いがつのったからだ、ともいうが、いささか不可解である。

日本に帰ってから、天台宗の中の禅について考え、また備前・備中の寺々で六年間を過ごした。やがてあらためて入宋の計画が練られた。今度は、中国からインドへ渡る計画である。第一回目の入宋についても多額の費用を必要としたであろうが、今回の計画はインドまで行こうというのであるから莫大な資金を必要としたにちがいない。三十五歳で九州今津の誓願寺に住して著述にいそしんだのは、有力な後援者を得て資金を調達するためであったかもしれない。その間十二年。四十七歳の時（文治三年・一一八七年）、ようやく入宋の日が来た。航海は順調に行きわずか一週間後には中国の地に立つことができた。
インド行きの交渉がはじまるが、中央アジアの経路は危険なため不許可となる。一旦帰国しようとしたが荒天に阻まれ、あらためて中国にとどまって徹底した禅学の研究と修行にうちこむことに決めた。再び天台山へ登り虚庵《きあん》懐敞《えじょう》について禅を学んだ。この間、四年。五十一歳にして印可を得て日本に帰った。この第二回目の足かけ五年にわたる中国での修行によって、日本に臨済宗をもたらすという日本仏教史における画期的な事績を残すこととなった。当時としては高齢ともいえる五十一歳にしてこの行動力には他の追随を許さぬところがある。帰国後の栄西の行動も実に精力的であった。

帰国した栄西はまず九州を基盤に寺を建立する。筑前に報恩寺を創建し、筑後に千光寺を建て、福岡に聖福寺を建立し、日本最初の禅窟を設けた。戒律を第一とする栄西の態度にひかれる人は多かったであろう。その禅風をねたむ仏教勢力によって、達磨宗を樹《た》てた能忍とともにその宗教活動は禁ぜられた。この頃に執筆されたのが『興禅護国論』である。栄西の代表的な著作であるこの本は、栄西の関心が最も強く禅にそそがれていた時代の著述であった。しかし内容を見ると、禅以外の他学を排除するものではなく、禅に強い自信を示しながら、禅とその根底にある戒律の絶対的重視に立脚して、天台宗そのものを改革しようというところに栄西の真意があった。栄西は終生、禅僧のみならず絶大な権威ある密教僧として加持祈禱をはじめとする宗教活動を行った。

栄西をあつく迎えたのは鎌倉幕府であった。北条政子の信頼をうけて源頼朝一周忌の導師をつとめ、寿福寺の開山となった。こうした幕府のあと押しもあって、寿福寺建立の翌々年、建仁二年(一二〇二)、京都に建仁寺を建立し、鎌倉と京都を往復しながら、東大寺再建の勧進職や法勝寺の再建を委《まか》されるなど、禅僧という枠をこえた活動を見せている。むしろ晩年の栄西の事跡には、禅宗に専念する行動といえるものはほとんど見当たらない。

栄西七十一歳の時、『喫茶養生記』の初治本を執筆、七十四歳でその改訂版(再治本)を書いた。この年(建保二年・一二一四)は将軍源実朝に茶を献じ、「茶の徳を誉むる所の書」一巻を呈した。翌建保三年七月五日、七十五歳で栄西は入寂した。その終焉の地は京都であった可能性が高い。

二、『喫茶養生記』の内容

『喫茶養生記』という題名が、内容にそぐわないことは今までしばしば指摘されてきた。上巻では茶が記述されているが、下巻は「喫茶法」の一条を除いてすべて桑の効能に関する記述で埋められており、「喫茶」の語にふさわしくないからである。古田紹欽氏は『吾妻鏡』にあらわれる「茶の徳を誉むる所の書」一巻は『喫茶養生記』とは別のものではないか、茶と禅について記されていたものではないか、という仮説をたてている。巻数といい内容といい、現『喫茶養生記』とは相違点が多い故である。

『吾妻鏡』建保二年二月四日の条に次のように記されている（読み下し文に改めた）。

将軍家いささかご病悩、諸人奔走す。ただしことなる御事なし。これもしくは去夜御淵酔の余気（二日酔）か。ここに葉上僧正（栄西）御加持《かじ》に候するのところ、この事を聞き、良薬と称して本寺より茶一盞《さん》を召し進ず。しこうして一巻の書を相副え、これを献ぜしむ。茶の徳を誉むる所の書なり。将軍家、御感悦に及ぶと云々。去日のころ、坐禅の余暇にこの抄を書き出すの由、これを申す。

茶が、将軍も認める良薬であることをアピールする絶好の機会を得たというべきであろう。ここで注目されるのは、二日酔の療法として密教の加持祈禱が求められ、そのために栄西が招かれていることである。栄西は卓越した能力のある密教の高僧として幕府に迎えられていた。そのことは『喫茶養生記』の立場によくあらわれている。

『喫茶養生記』は「五臓和合門」と「遣除鬼魅門」の二門よりなっているが、その根拠となるのは「尊勝陀羅尼破地獄儀軌秘鈔」と「大元師大将儀軌秘鈔」の二つの密教教典であるという。森鹿三氏によればこの二つの秘鈔はいずれも現在見付けられないが、その原典となる経典は「新修大正大義経」に収められている。栄西はこの二つの秘鈔を根拠として、上巻においては、いかに茶が五臓の中心である心を強くしすべての病を防ぐかを説いている。下巻では、末世の病相五種をあげ、それが鬼魅よりおこるもので防ぐには桑が最も有効である、としている。いずれも密教の経典を根拠とし、これに中国道教の五行説を加味して(インド・中国思想の融合)、茶と桑の効能を説いたのである。つまり『喫茶養生記』の内容からも、当時の栄西の宗教上の立場からも、ほとんど禅宗的な側面は感じられず、専ら密教的な立場に栄西があったことだけが知られるのである。

そもそも、栄西は中国修行中に禅の儀式の中で茶がしばしば用いられていたことを知っていたはずである。『興禅護国論』の中には当時の禅僧の生活を規定する清規として『禅苑清規《ぜんえんしんぎ》』が四ヶ所にあらわれるが、茶については一言もない。唯一あらわれるのは、栄西が帰国する時、餞別として懐敞が栄西に贈った文章の中で、栄西がかつて天台山に登った時の事跡として「石橋に至り、香を拈《ねん》じ茶を煎じて、住世五百の大阿羅漢を敬礼す」と述べた一ヶ所に止まる。

栄西よりのちに入宋した道元は、はじめて日本での清規である「永平清規」を作った。その中には一ヶ所ではあるが「新到の茶湯特為に礼を欠くことを得ざれ」と特為茶を書きこんでいる(「日本国越前永平寺知事清規」)。栄西は何よりも戒律を重視したはずであるが、何故か茶と禅を結びつけようとしなかった。茶と禅の結びつきの原典として『喫茶養生記』が扱われる中で、これは大きな疑問である。『喫茶養生記』は誰のために、いかなる目的で書かれたのか。かつて石田雅彦氏は、禅の儀礼を日本でも、中国で行われる通り忠実に再現するために茶が必要であったことをその目的とした。本書所収の高橋論文の結論は甚だ示唆に富んでいる。鎌倉の御家人層を対象とするなら、結果として武士層を禅宗に誘う方便となったであろう。それは中村修也論文にいう「茶礼への布石」の役割を果たしたともいえよう。本書ではいろいろな仮説がたてられた。

三、抹茶の源流

『喫茶養生記』下巻はほとんど桑の効能について書かれているが、一ヶ所だけ茶があらわれる。その前後を見ると、いずれも、桑、高良薑《こうりょうきょう》、五香煎をどのように服《の》むか、というのみ方の処方である。茶だけは喫の文字を使って服と区別しているのは「服茶」という言葉がないからであろう。つまり養生の仙薬の摂取法を記している。その喫茶法を見ると、「一文銭大の匙で二、三匙」「その量の多い少ないは随意」とあり、抹茶であることがわかる。実は上巻の茶の採り方や茶の作り方を記した所には茶を粉末にすることは記されておらず、下巻の桑の葉の服み方の中に「茶葉を粉末にするのと同じように粉末にして」と例えとして引かれていることではじめてはっきりする。さきの茶の作り方と連続して考えた時、現在日本で行われている抹茶とほぼ同じ工程で製造され同じ方法でのまれていたと推定される（茶筅で攪拌することは見えない）。

では『喫茶養生記』に記されるような製法、のみ方が中国に存在していたのであろうか。栄西のいう所を若干補足しながらまとめると次の通りである。朝茶の葉を摘み、すぐに蒸し、すぐに焙《あぶ》る。焙棚で緩急よろしく焙ってこれを瓶につめて竹の葉でかたく蓋をして保存する。のむ時は（以下の飲み方で本文中にないところは補った）茶葉を取り出して石臼にかけ粉末にする。これを匙で茶碗に入れ、熱湯をそそいで攪拌してのむ、ということになろう。

すでに高橋忠彦氏が指摘しているように、この通りに記した中国の茶書はない。中国宋代の茶書は高級な蠟茶の解説であって、散茶について記すところが少なく、末茶に至っては皆無である。

この点について、石田雅彦氏はその著『「茶の湯」前史の研究』の中で、宋代の茶法に関連する史料を精査していくつかの末茶（抹茶は日本の用字で中国では末茶）史料をあげている（以下同書一二二頁～一二四頁）。まず一〇八四年の史料に「擅《ほしいまま》に磨《ま》して末茶を出売することを許さず」とあり、大量の末茶が製造されていたことがうかがえる。また一一三四年の史料に「磨戸茶を末茶に変磨し、袋に成し売り出す。多く客販有り、淮南、通、泰州へ往く」とある。また一一〇六年の史料に「収売して起発せし草茶、共に八百万斤、変磨して出売」しようとするが民間の商人がこれに応じず、また買客も少なく計画が頓挫したという。石田氏はこの草茶を団茶に対する概念とし、いわゆる散茶で末茶の原料であると見なした。しかし『品茶要録』には建茶に対して単に浙江の茶として草茶をあげていて、散茶と断定できるか、いささか不安が残る。流通と価格について石田氏は末茶として、

池州　二八文　江東・江府供般
台州　三六文　江西・秀州供般（末等）
饒州　四一文　江東・江寧府供般
潭州　六〇文　江東・江寧府供般

と各地の史料をあげ平均が四十二文二分で、決して高価な茶ではなく庶民的な茶であったという（同書一六六頁）。

こうした研究により宋代に末茶が販売されたことは間違いないが、はたして葉茶から直接作られていたか、あるいは量的にどこまで一般的であったか、という点はまだ十分明らかにできていない。

つまり栄西が『喫茶養生記』の中に書き、また日本の茶の伝統となった抹茶法は、はたして宋

代の茶文化の中でいかなる位置を占め、また栄西はどこからそれを学んできたのか、さらに追求すべき課題は残されている。

四、養生書としての『喫茶養生記』

岩間真知子氏がその著『茶の医薬史—中国と日本』の中で、茶が中国の医薬書の中でいかに取り扱われてきたか克明に明らかにされた。それによると茶が万病の薬であるという評価は中国になく、栄西独自の主張であったという。各医薬書には必ずといってよいほど茶についての記載があるが、その効能は限定的であり、また効能があっても量やのみ方によっては害となることが同時に指摘されている。また心臓に対する茶の効能についても典拠となる文献は見当たらず、これまた栄西の独創であった可能性がある。中国の養生書の系譜の中においても、日本のそれの中においても、『喫茶養生記』はかなり特異な書物であったといえよう。

『喫茶養生記』といいながら桑について下巻が終始していることも問題であると先人が指摘した。しかも、その後、茶の飲用は急速に広がり国民的な嗜好飲料となったにもかかわらず、桑に関しては全くその後の発展が見られなかったのは何故であろう。

茶と共に万病に効く仙薬として推奨された桑がほとんどその後に摂取されることもなく忘れ

られたことから逆に見えてくることは、『喫茶養生記』の影響が限定的であった、という事実ではないだろうか。『喫茶養生記』に言及した例は、中世日本では決して多くない。その刊行も、江戸時代中期の元禄七年(一六九四)の柳枝軒版をまたねばならなかった。江戸時代にはその後、安永七年(一七七八)に出版され次第に普及していったことがわかる。また写本として伝えられるものも多くはない。つまり『喫茶養生記』は中世から近世初頭にかけて、それほど広く読まれてこなかった。とすると、喫茶の普及も『喫茶養生記』というより、第一に茶そのものに普及の理由があり、これを助けた明恵などその周辺の人々の役割が栄西伝説を作りあげたことが第二の理由となっているのではないだろうか。

茶にカフェインが含まれ、茶を飲めば即座にその効能が実感されるのに対し、桑にはそのような精神的影響をもたらす成分がない。桑はそもそも嗜好飲料とはなり得ず、純粋に薬用効果のある植物であった。したがって桑は忘れられ、茶は薬用効果とはなれて向精神性をもつ飲料として広がった。その点、『喫茶養生記』の意図する万病の仙薬という意味が忘れられたのと軌を一にする。のちの茶の湯の書物に薬用効果を記すものはごく少ない。

『喫茶養生記』があらためて注目されるのは近代へ日本が歩み出した時代のことであった。近代とは「養生」(今日の言葉でいえば健康)が民衆的レベルで大きな関心を呼んでくる時代ともいえよう。健康によい飲みものとしての茶が真に注目されるのは一九六〇年代以降であろう。茶に含有されるカテキンの機能の研究が進み、まさに万病に効果があることが明らかにされ、八百年前の栄西の主張が科学的に証明されるに至ったのである。その意味で栄西が日本臨済禅の祖師として再評価され、『喫茶養生記』と日本に茶文化を植えつけたその意義が最も高く評価されるようになったのは、ともに近代に属することであったといっても許されるであろう。

参考文献

多賀宗隼『栄西』（吉川弘文館、一九六五年）
今枝愛真『中世禅宗史の研究』（東京大学出版会、一九七〇年）
柳田聖山『中世禅家の思想』（岩波書店、一九七二年）
古田紹欽『栄西』〈日本の禅語録・第一巻〉（講談社、一九七七年）
布目潮渢・中村喬『中国の茶書』（平凡社、一九七六年）
森鹿三「喫茶養生記」（『茶道古典全集』第二巻、淡交社、一九五八年）
石田雅彦『「茶の湯」前史の研究』（雄山閣、二〇〇三年）
岩間真知子『茶の医薬史—中国と日本』（思文閣出版、二〇〇九年）
高橋忠彦「中国茶史における『喫茶養生記』の意義」（『東京学芸大学紀要・人文科学』四五輯、一九九四年）

栄西が天台山に赴いた経緯と茶に関する事跡

姚　国坤

要　旨

栄西は仏教に造詣の深い日本の高僧である。彼は、中日の文化交流が唐末から二、三百年にわたって中断した後、仏教の新しい思潮を探るため、二度にわたって、南宋時の中国の、天台山万年寺などの禅院に赴いた。五年間に及ぶ修練の結果、日本の臨済宗を創立し、当時の日本仏教界を代表する高僧となった。

栄西は仏教に造詣が深かっただけではなく、茶学にも精通していた。彼は中国の天台山に二度留学したが、その間、寺院での禅と茶を融合させた生活や、喫茶による養生追求の道、茶の栽培製造の技術、点茶の技芸などを、日本の民族文化と融合させ、それぞれ発展させ、その後の日本の茶産業の発展と、日本の喫茶の道の形成に、重大な貢献をなした。さらに栄西は、唐の陸羽の『茶経』などの著作を参照して、日本最初の茶の専門書たる『喫茶養生記』を撰述し、「日本の茶祖」とたたえられている。中国人の目から見た栄西の位置づけとして、最も印象的なのは「日本の茶祖」であり、日本茶文化発展史上の一時期を代表する人物であるということだ。

栄西こそは、中日の禅文化と茶文化の交流史双方における、中日の友好的な文化交流の使者として、中日両国の人民の心の中に、永遠に留まるものだ。

一、栄西が中国に渡った時代背景

栄西が日本から西の中国に渡ったのは、仏教を学ぶためであった。仏教は古代インドに興ったものであるのに、栄西はなぜ中国で仏教を学ぼうとしたのか。それは、仏教はたしかに古代のインドで発生したが、その後中国で繁栄したからである。

1　中国への仏教伝来

仏教の創始者は釈迦牟尼であるが、仏教が最初に古代インドから中国に伝来した確実な年代を特定することは困難である。比較的信用でき、多くの歴史学者が認めるところでは、仏教伝来の最初は「白馬駄経（白馬が仏経を運ぶ）」なる故事である。後漢の永平年間（五八～七五）に、明帝が、身体は金色におおわれ、頭が光輪に包まれた神人が、宮殿の前で梁をめぐって飛ぶという夢を見たのだが、大臣の傅毅はこれが仏であると皇帝に告げた。そこで明帝は蔡愔等を西方に派遣して仏法を求めさせた。彼らは永平十年（六七）、大月氏国において、西域僧の摂摩騰と竺法蘭に出会い、その二人に漢に来て仏法を伝えるよう要請した。そこで一行は、白馬に仏像と経巻を担わせ、洛陽に戻って、中国最初の寺院となる白馬寺を建立したのである。仏教伝来の歴史では、普通はこのようなかたちで、仏教が初めて中国に伝わったと説明されている。

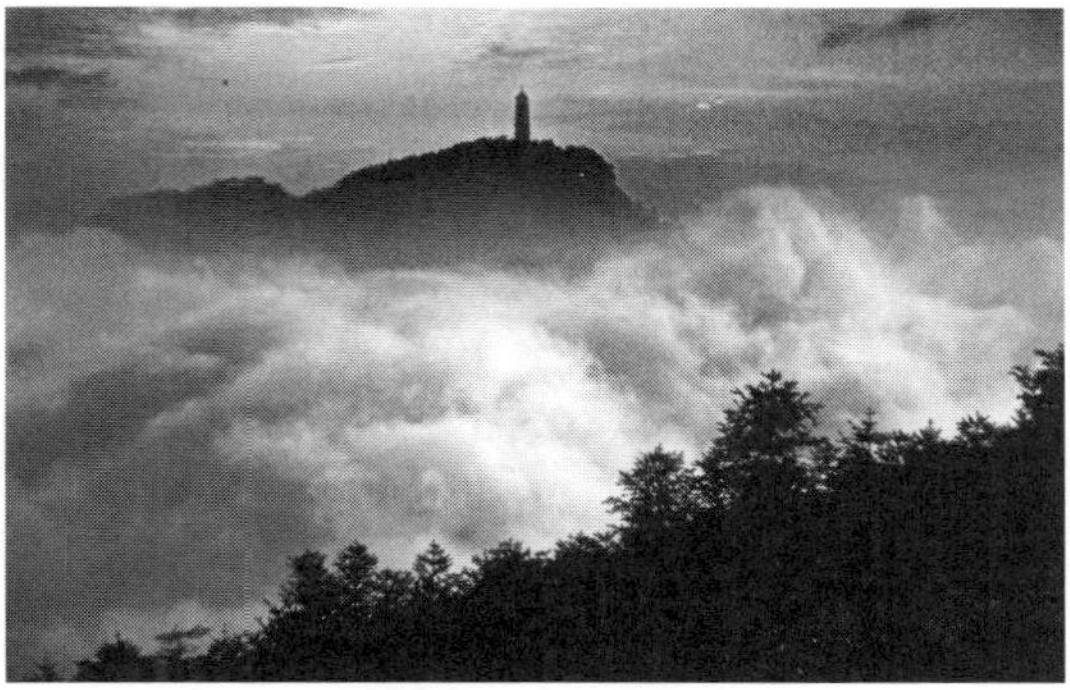

天台山（筆者撮影）

漢代には、仏教が中国に伝播してから日が浅かったので、流布した地域も狭く、信徒も少なくて、上流階層に限られていた。

魏晋南北朝時代には、社会が大変動を経験し、民族間の矛盾も高まったため、人々は現実的な助けを切に望んだだけでなく、精神な支えも必要とした。かくして「和」を主眼とする仏教の中国における伝播は、時を追って拡大し、寺院の創建、石窟の開鑿《かいさく》が、日々増えていった。大同の雲崗石窟、洛陽の龍門石窟、天水の麦積山石窟などが開鑿され、石像が彫刻されたことが、その証である。

隋唐の時代には、中国仏教は、すでに繁栄と隆盛の時期に入っており、数多くの仏教宗派が成立していた。これ以来、仏教は中国において速やかな発展を遂げ、同時に隣国の日本にも影響を与えた。

2　中日茶文化交流の始まり

中日両国は、一衣帯水の間柄である。中国の茶が日本に伝わった時期については、漢代にさかのぼると考える人もいる。なぜなら漢の武帝の東征の後、日本は使者を中国の洛陽まで派遣したし、漢の武帝もその使臣に印綬を授けたからである。この後、中日両国の経済文化の交流は、緊密なものになっていった。

西暦六三〇年以来、日本は中国に遣唐使、遣唐僧を派遣し続け、西暦八九〇年までには、あわせて二十回近い遣唐使、遣唐僧が中国にやってきた。まさにこの時代こそ、中国茶文化が隆盛した時期に当たっていた。

これと同じ頃、中国の揚州大明寺の鑑真和尚（六八八～七六三）は、中国に滞在していた日本の留学僧栄叡と普照の招きに応じて、五回に及ぶ失敗ののち、ついに天宝十二年（七五三）、六度目の航海で、日本に渡ることができた。鑑真大和尚は医学に通じ、本草に詳しかったので、それらの書物も日本にもたらされた。

また『日吉社神道秘密記』などの記事を参照すると、西暦八〇四年に、日本の朝廷は、伝教大師最澄（七六七〜八二二）と通訳役の義真を、中国浙江の天台山国清寺に派遣して仏法を学ばせたが、その翌年に帰国するとき、茶の種を日本に持ち帰り、滋賀県、比叡山の東麓の日吉神社のかたわらに播いたという。後人が記念に建てた碑は、「日吉茶園の碑」と呼ばれ、中日茶文化交流の重要な証となっている。最澄の、仏教文化と茶文化に関する貢献は、嵯峨天皇（七八六〜八四二）の大いに賞賛するところとなった。嵯峨天皇は「和澄上人韻」詩を作り、最澄を深く賛美しているが、その中で茶事に言及し「羽客親講席、山精供茶杯（羽客は講席に親しみ、山精は茶杯を供す）」と詠んでいる。

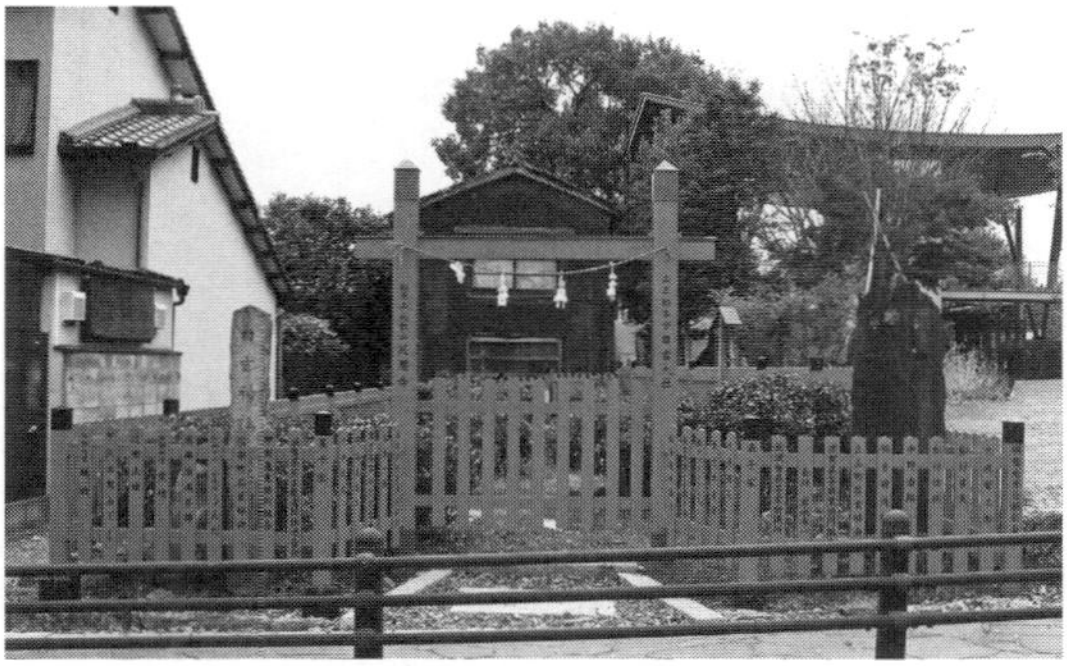
滋賀県日吉茶園（筆者撮影）

つづいて、弘法大師空海（七七四〜八三五）が、西暦八〇四〜八〇六年に中国に留学し、長安青龍寺で仏法を学んだが、帰国する時には、やはり茶の種を持ち帰り、奈良仏隆寺などの地に播いたという。これは後に、大和茶の発祥の地とされるようになり、今でも、仏隆寺の前には、「大和茶発祥伝承地の碑」が立っている。

さらにまた空海は、わざわざ中国天台山の製茶道具の「石臼」を、日本に持ち帰って模造した。これより、中国の蒸（むす）、搗（つく）、焙（いる）、烘（あぶる）などの製茶技術が日本に伝わったのである。それゆえ、空海が著した『性霊集』の「中寿感興」の詩には、「茶湯」の語が見えるのである。

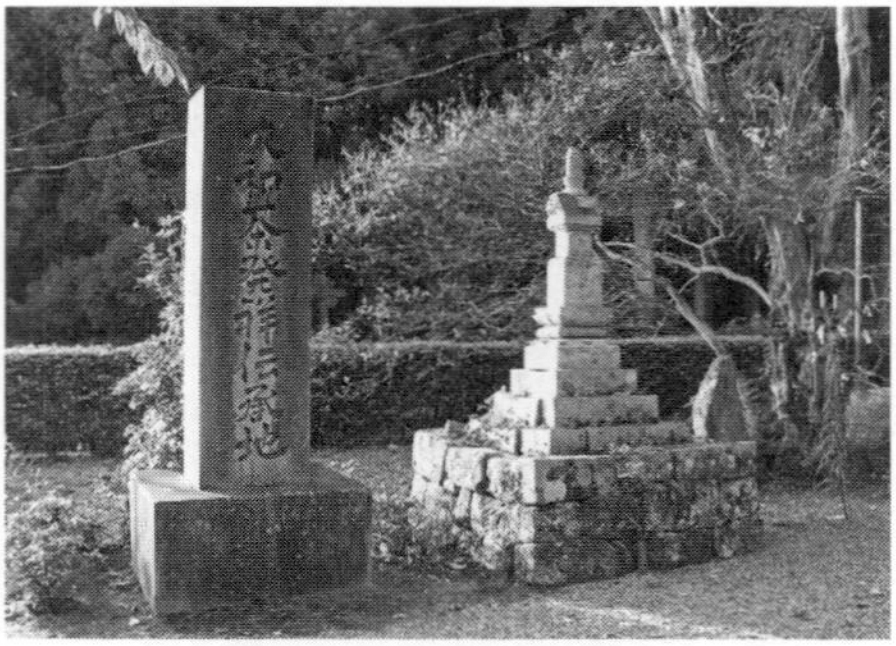
大和茶発祥伝承地（筆者撮影）

最澄と空海のほかには、高僧永忠の名も挙げるべきであろう。彼は中国で修行し、約二十八年もの長い間（七七七〜八〇五年）滞在した。西暦八〇五年に日本に帰国する時には、すでに六十三歳という高齢になっていた。永忠は帰国の後、天皇の寵愛を受け、崇福寺と梵釈寺の住職となった。永忠は中国の長安で長く生活していたため、喫茶の習慣が身についていた。そこで西暦八一五年（弘仁六年）四月に、嵯峨天皇が近江（滋賀県）に巡幸し、崇福寺に立ち寄った時、永忠は、自ら天皇のために茶を煎《に》て奉った。そこで天皇は永忠に御冠を賜ったという。『日本後記』の記載によれば、嵯峨天皇は、永忠に茶を奉られたことで、深い感銘を受けたと見えて、同年六月には、畿内地区と近江、播磨などの地に命じて、茶樹を植え、毎年の貢茶の用に充てるようにした。
とはいえ、当時の日本では、喫茶の習慣は僧侶と貴顕の間に限られ、一種の風雅な趣味と考えられていた。これに関しては、日本最初の勅撰漢詩集『凌雲集』に載せる、弘仁四年（八一三）、

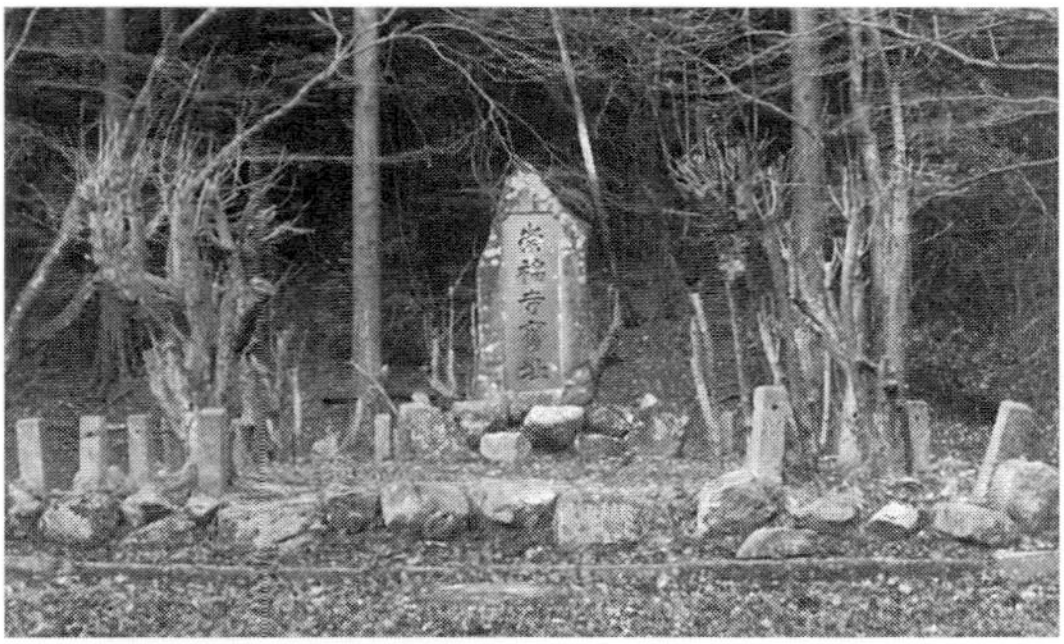

永忠が嵯峨天皇にお茶を献上した崇福寺の遺跡（筆者撮影）

嵯峨天皇が巡幸時に詠んだ「秋日皇太弟池亭」に「粛然幽興起、院裏満茶煙（粛然として幽興起き、院裏に茶煙満つ）」とあることや、翌年、嵯峨天皇が詠んだ「夏日左大将軍藤冬嗣閑居院」に「吟詩不厭搗香茗、乗興偏宜聴雅弾（詩を吟じては香茗を搗《つ》くに厭《あ》かず、興に乗りては偏《ひと》えに雅弾を聴くに宜し）」とあることから、その一端をうかがうことができよう。また『経国集』の「和出雲巨太守茶歌」の内容から推すに、当時の永忠の煎茶の技法と喫茶の方法は、中国唐代の餅茶を煮飲するやり方と一致している。日本の喫茶の風習は、ここから始まり、次第に寺院から民間に普及したのである。

　しかしながら、最澄、空海、永忠の前にも、すでに二百年以上にわたって、日本と中国には、十回以上も仏教界の高僧たちが文化交流を行ったという歴史がある。文献的に

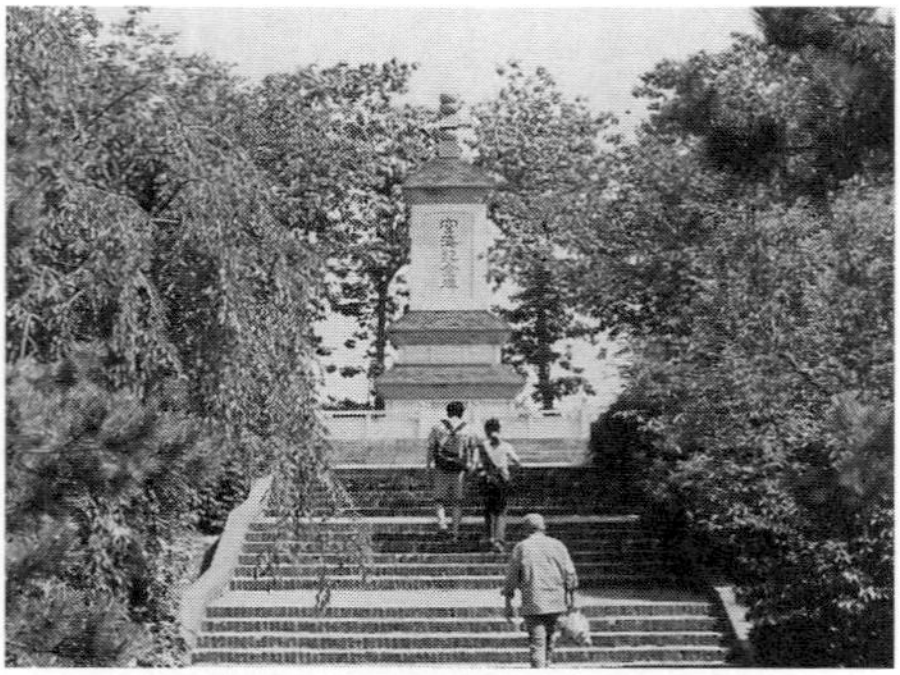

中国西安青安寺にある空海記念碑（筆者撮影）

茶文化の交流が確認できないというだけであって、中日間の茶文化交流自体は、当然のこととして、より以前から存在していたはずである。

九世紀の末になると、中国の国力は弱まり、農民反乱が絶えず、唐王朝は今にも倒れんとしていたため、日本側の日中文化交流に対する熱意も冷めていった。そこで菅原道真の建議に従って、宇多天皇は、寛平六年（八九四）に、中国に遣唐使、遣唐僧を派遣することをついに停止した。その頃には、日本文化の発展も、伝統重視の国風文化の時期に入っており、中国から日本に伝えられた喫茶の風も、二、三百年の長きにわたって沈滞を続けることとなった。

3　栄西はなぜ中国で仏教を学ぼうとしたか

大体十二世紀の中頃、中国では南宋の時期に当たる頃のこと、茶を愛する高僧の栄西は、日本の仏教界が、中日文化交流が中断して新たな思想が流入しなくなったため、教学が硬化し、形式に流れ、相対的な停滞状態にあることを目撃した。それ故に栄西は、中国に赴いて仏教の教えを学び取り、日本の仏教に新たな発展をもたらそうと決心した。

同時に、栄西が出家得度した比叡山延暦寺は、仏教天台宗の総本山であり、創始者は伝教大師最澄である。そして最澄こそは、生前に浙江天台山国清寺で天台宗などの仏教思想と戒律を学習し、茶を貴んで天台山から茶の種を日本に持ち帰って栽培した人物である。最澄の後を受けて、間を置かずして慈覚大師（七九四〜八六四）、智証大師（八一四〜八九一）が中国の天台山に留学して仏法を学んだ。彼らもまた日本に帰国した後に、日本に新たな学風をもたらしたのであった。

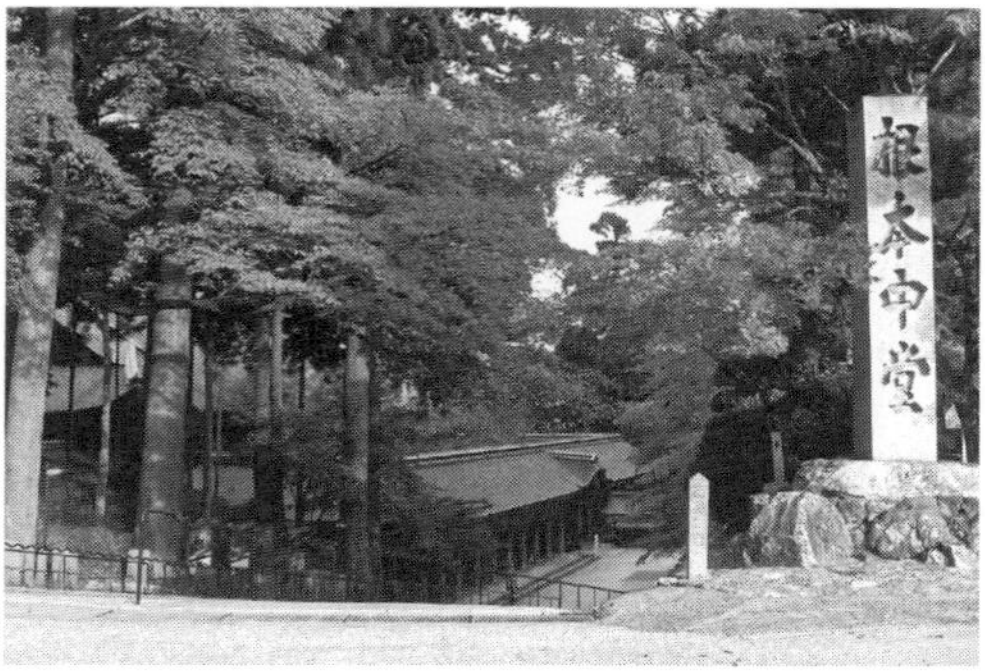

最澄がいた比叡山延暦寺（筆者撮影）

それ以外にも、当時の天台山が仏教の聖地と化していたという事情がある。隋唐という中国仏教の興隆の時代には、智者大師の願いにより、隋の開皇十八年（五九八）天台山に国清寺が創建された。これと同時に、智者大師は天台山で仏教の一宗派たる天台宗を創立し、「参禅して仏を学ぶ」方針を積極的に提唱した。そして、国清寺をはじめ、天台山の万年寺、方広寺、塔頭寺などの多くの寺院において、「茶を飲んで参禅する」とか、「法を修めて性を悟る」という教えを提唱したのである。宋の熙寧五年（一〇七二）五月、日本僧の成尋禅師は、天台山で天台宗の発祥の地を参拝した。天台山の寺院の仏教風茶事について、成尋は『参天台五台山記』の中で詳細に記録している。国清寺の大門の前に至り、「寺主の賜紫仲方、副主持の賜紫利宣、監事の賜紫仲文を首《はじ》めと為して、大衆数十人来迎す。即ち共に大門に入り、寄子（椅子）に坐して茶を喫す。これに次いで共に宿房に入り、殷勤《いんぎん》たること数刻、宛《あた》かも知己の如し。又た次に茶を喫し、寺主大師、唐暦を取り遣わして日の吉凶を見さしめ、壬辰吉日なれば、即ち参堂して焼香す。まず勅羅漢院に入る。十六羅漢の等身木像、五百羅漢の三尺像、毎前に茶器有り、寺主を以て引導人と為し、一々焼香礼拝し、感涙極まり無し」とある。結果として、天台山の寺院の名声は遠く広まり、史書には「仏宗の聖山（天台山を指す）、帝苑の雲霧（雲霧茶を指す）」という言葉が見える。

当然のこととして、古代の交通条件のもとでは、日本から中国に渡って仏教を学ぶためには、まず浙江を選んだ。それは浙江が、南宋の首都の所在地であり、経済、文化が繁栄し、距離が日本に近かったからである。かくして、日本を出発し、中国の明州（寧波）、台州を経て、天台山に登るのが、最も便利なルートとされたのである。

以上のような事情で、栄西が中国に渡って仏法を求めようとするに当たっては、まず天台山の寺院を選択することこそ、理の当然であった。

二、栄西の天台山における足跡

日本の高僧栄西は、南宋の時に、先後二回にわたって海を越え、明州を経て、仏法を求めて天台山に登り、前後あわせて五年もの間、天台山で仏法経典を学習しつつ、茶事を調査考察した。

1 栄西その人

栄西(一一四一~一二一五)は、今の岡山市郊外に当たる吉備津に生まれた。俗姓は賀陽氏、幼名は千寿丸である。若くして出家して僧となり、享年七十四歳で没した。その父は賀陽秀重で、もともと神社の神官である。栄西は子供の頃から、父親について仏教の経文を学習した。栄西は十四歳の時に、京都の比叡山延暦寺で出家して僧となったが、その頃は、中日仏教文化の交流が停滞しており、日本仏教もそのために硬化しているという時期であった。栄西はその現状を目撃して、日本仏教を復興させようと心に誓った。そこで栄西は、二十一歳の時から準備を始め、まず日本を離れて天台山に留学して仏典を入手し、その後日本に戻って仏法を広めようと決心した。そう考えたわけは、浙江天台山は天台宗の発祥の地であり、この宗派は、羅什《らじゅう》訳の『法華経』『大智渡論』『中論』などに依拠しつつ、古代インドから伝わったり中国で発展したところの、さまざまな学派の思想を吸収し、そこに新たな体系化をはかって形成された思想体系だったからである。その創始者たる智者大師が、浙江の天台山に住して、国清寺を創建したことにより、天台宗と名付けられたのである。また国清寺は、日本の高僧最澄が仏経の研究のために留まった寺院でもある。

栄西は、この決心をしてから、数年の準備を経てのち、二度も浙江の天台山に留学し、仏法を広めるという大計画の準備のために、基礎を作り上げたのである。

2　天台山万年寺

天台山万年寺は、晋代に始まり、唐代に建てられ、宋代に栄えた。「五山十刹」の一であり、国内外に名を知られた禅の道場である。栄西が万年寺にやってきたのは、ちょうど万年寺の最盛期に当たっていて、伽藍の規模は広大、建物は立派であり、建築面積は三万平方メートルにも達し、数千間の居室を擁して、天台山の大寺院の中でも第一の地位を占めていた。とりわけ万年寺の大雄宝殿の巨柱は有名で、その太さは二人でやっと抱きかかえられるほどのものであった。それ故、古人は天台山の大寺院の絶景を、あわせて「五絶」と呼んだ。すなわち万年（寺）の柱、国清（寺）の松、塔頭（寺）の風、華頂（寺）の霧、高明（寺）の鐘である。南宋の葉紹翁の『四時見聞録』の記事によれば、宋の孝宗は在位の時、学士の宋子瑞に向かい、「天下の名刹は何処か最も佳き」と下問し、宋子瑞は「万年（寺）、国清（寺）を以て最と為す」と答えたという。南宋期に、万年寺が禅林の中でどれほどの名声と地位を有していたか、ここからうかがえよう。

万年寺は、天台山雲霧茶の伝統的な産地でもある。清の袁枚は、「万年寺題壁」の中で、「雲霧茶濃水味清（雲霧の茶は濃く水味は清し）」と評している。留学当時、栄西は万年寺で禅の修行に励む余暇に、茶の栽培製造の技術と、飲茶の道について、常日頃から考察していったのである。日本に帰国する時、栄西は天台山雲霧茶の種を持ち帰り、日本国内に播き、飲茶による養生を積極的に説いて広めたため、「日本の茶祖」とたたえられたのである。

その後すぐに、栄西の弟子の道元、さらには円爾辨円等も、天台山や径山に来て禅の修行をした。彼らも栄西と同様、日本に帰国する時には、天台山の茶の種と、飲茶養生の風習を持ち帰り、日本の静岡などで普及させた。ここからわかるように、天台山と日本の茶文化の起源の間には、深い関係がある。

3　宋代の天台山の茶事

宋代には、特に南宋に入ってからは、天台山の茶文化は最盛期に到達していた。天台山方広寺では五百羅漢を祀って供養しており、そこから派生した「羅漢供茶」は、とりわけ有名で、国の内外に知られていた。

「羅漢供茶」は、宋元時期の点茶文化から生じたものである。当時の人は点茶の際に、芸術的な手法を用いて、茶湯の表面に各種の模様を生じさせ、それは「分茶」とか、「茶百戯」とか呼ばれた。これは本来、宋代に流行した一種の点茶の技術であるが、それが人々の生活に与えた影響は、その技術自身をはるかに超え、特に仏教には、深い影響を与えた。その原因は、仏教側が分茶に仏教的な色彩を付与し、分茶の時に茶盞《ちゃさん》内の茶湯の表面に出現する雪濤（白い泡沫）という特殊な情景と、仏教的イメージを融合させたことによる。『大唐西域記』の記事に、「仏言う、震旦の天台山石橋（石梁）の方広聖寺、五百羅漢ここに居る」とあるし、『天台山方外志』の記事によれば、宋景定二年（一二六一）、宰相賈似道は、万年寺の妙弘法師に命じて懸華亭を建てさせ、五百羅漢を供養させたという。分茶の時、供養した茶杯の湯の表面に、珍しい花模様が浮き、あわせて「大士応供（大士供に応ず）」の四字が出現すると、これこそ観音菩薩の霊験だとされたという。後には多くの詩人たちが、この「羅漢供茶」の奇瑞を詠んでいる。宋の詩人洪適は、「茶花本余事、留跡示諸方（茶花は本余事なるも、跡を留めて諸方に示す）」と詠い、宋の元瑞は、「金雀茗花時現滅、不妨游戯小神通（金雀茗花時に現滅し、游戯するを妨げず小神通）」と詠っている。このような、「羅漢供茶」に瑞祥が現れたという話は、当時の中国の首都汴梁《べんりょう》（今の河南省開封）まで届き、仁宗皇帝趙禎までもが、いたく感動し、仏祖の霊験だと考え、内使張履信をつかわして、石梁橋五百応真（五百羅漢）に供養するという詔勅を述べさせた。その内容は、「聞く《きくなら》天台山の石橋には、応真の霊跡儼に存すと。名山を慨想し、夢寝に形を載《な》す。今内使張履信を遣わし、沈香山子一座、龍茶五百斛、銀五百刃、御衣一襲を賚《もたら》し、朕の崇重の意を表す」というものであった。これは、石梁方広寺の分茶の影響が深かったことを示している。北宋の天台山国清寺の高僧処謙は、方広寺での分茶の霊感を、杭州まで持ってきて、時に杭州刺史の任にあった蘇東坡に披露している。蘇東坡はそれを見た後、称賛してやまず、「天台乳花世不見、玉川風腋今安有。先生有意続茶経、会使老謙名不朽（天台の乳花は世に見えず、玉川（盧仝）の風腋《ふうえき》は今安《いず》くにか有る。先生は茶経を続くに意有り、老謙の名をして朽ちざらしむべし）」という詩「送南屏謙師」を作った。

天台山の分茶の影響はこれにとどまらず、遠く日本にまで到達した。宋代には、栄西も道元も、天台石橋の「羅漢供茶」を体験し、考察している。特に道元は、宝慶元年（一二二五）に万年寺で修行し、帰国時には、天台石梁の「羅漢供茶」の法を、日本の曹洞宗総本山永平寺などの地に持ち帰った。『十六羅漢現瑞華記』の記事には、「日本宝治三年（一二四九）正月一日、道元、永平寺に在りて、茶を以て十六羅漢を供養す。午時、十六尊羅漢皆瑞華を現す。瑞華を現すの例は、僅かに大宋国天台山石梁のみにして、本山には未だ嘗《かつ》て聴説せず。今日本に数《しばし》ば瑞華を現すは、実に是れ大吉祥なり」とある。日本の僧侶までもが、分茶の時に茶盞の湯の表面に浮かんだ光景を、「瑞華（花）」と称し、「吉祥」の兆しだと誉め称えているのである。

ここからわかるように、天台方広寺の「羅漢供茶」の影響は、中国全土に広まったばかりでなく、東海上の日本にまで及んだのである。

4　栄西の天台山における足跡

栄西が初めて天台山にやってきたのは一一六八年四月のことで、その時栄西はわずかに二十八歳であった。日本を出発する時、彼は博多(福岡県)から船に乗り、一週間後には中国の明州に着き、ついで台州を経て、天台山万年寺に到着した。

栄西の天台山万年寺における留学は五ヶ月ほどに及んだ。実際、栄西が万年寺で禅の修行に励んでいることは、南宋の朝廷にも特に注目されるところとなった。記録によると、当時万年寺が属していた台州の役所の高官が、栄西に雨乞いを依頼し、その成功を朝廷にも報告したため、南宋の孝宗皇帝は栄西に「千光仏師」の称号を特に賜ったという。そして栄西自身も周囲の期待に応え、費用を出して万年寺の放生池を改修したため、後人はそれに「栄西蓮池」の名をつけてたたえた。

栄西は帰国の際に、天台宗の新章疏三十部六十巻あまりを持って帰った。今回栄西が中国に来た目的は、もともと天台宗の教義を求めるためであった。しかし一方で栄西は、南宋時にまさに勃興発展しつつあった南宗禅にも触れたため、その影響を強く受け、後には禅宗を研究し、禅理を追求し、禅の起源を探るようになったのである。

栄西が二回目に天台山に留学したのは、一一八七年四月のことで、同月二十五日には南宋の首都臨安(今の杭州)にも赴いた。栄西が今回中国に渡り、すぐに南宋の都に向かったのは、中国を経て天竺（今のインド）に仏法を求めに行くという計画のためであった。しかし栄西は臨安（杭州）での滞在中に、インドに行く道が、すでに北方の蕃王（金や遼）によって遮断され、通過するすべがないことを知った。そこで栄西は、再度中国に留まることを決心し、天台山万年寺に登って、虚庵懐敞和尚を師と仰いだ。栄西の今回の万年寺での修行・研究は、あわせて二年五ヶ月にも及び、後には師の虚庵懐敞とともに、明州天童寺に赴いて、経を集め、禅を修めた。今回栄西は、天台山に都合四年の長きにわたって滞在し、最後は一一九一年の秋に、明州より乗船して帰国し、九州の平戸港に着いた。

栄西は、師の虚庵懐敞禅師に従って明州天童寺で修行していた時、天童寺の千仏閣を改修するために、良質の木材を提供することを考えた。栄西は、帰国の際に師とかわした約束を守り、帰国してから二年目（一一九二）に、日本から木材を寧波天童寺に送り、千仏閣の改修に貢献した。これは美談として後々まで伝えられることとなった。

三、栄西の中日茶文化交流における貢献

実際のところ、宋代に日本から中国を訪れた留学僧は数多くいるものの、中日間の文化交流、また茶文化交流史において最も傑出した貢献をなした人物としては、栄西を挙げなければなら

ない。彼の主要な功績は、二つの方面に表れている。つまり、宋代の、特に南宋の、中国の禅文化と茶文化を、日本に伝えたということである。その結果、禅文化の方面では、栄西は日本臨済宗の創始者となり、茶文化の方面では、日本の茶祖としてあがめられている。

本章は、茶文化交流の方面に限定して、栄西がなしえた偉大な貢献について、まとめるものである。

1　茶の播種の方法を伝え、茶栽培を日本の産業として育てた

栄西は中国の天台山で修行する間、熱心に仏教を研鑽したほか、喫茶が養生に有効であることを、身を以て体得した。そこで栄西は、天台山の茶の種と喫茶養生の文化を日本に持ち帰り、茶樹と茶文化を日本に広める決心をした。栄西は、日本の地を踏んだ後、布教活動と並行して、九州平戸島の富春院（禅寺）、背振山の霊仙寺、博多の聖福寺などの地に、次々に茶の種を播き、天台山の茶樹を速やかに繁殖させたのである。栄西が上述の寺院の傍らに茶を植えたという遺跡や碑文が、今に至るまで存在している。その後栄西が播いた茶の品種は、日本の多くの地域に広まり、日本の茶葉生産を大いに発展させたのである。

栄西は京都に帰ってから後の、一二〇七年前後に、栂尾高山寺に登って明恵上人（一一七三〜一二三二）に会い、上人に対して喫茶が養生に有益であると勧め、あわせて茶の種を贈った。そこで、

恵明上人は、この茶の種を高山寺の傍らに播いた。これについて、「栂尾明恵上人伝」は次のように記す。栄西が明恵に喫茶を勧めたので、明恵はこれについて医師に尋ねた。すると医師は、茶葉には、気分をよくし、消化を助け、心を健やかにする功能がある、と答えたという。高山寺の周囲の自然条件と生態環境が茶樹の生育に適していたため、茶葉はすぐに栂尾で繁茂しはじめた。また、ここに産する茶は、味が純正で香りが高く、他の地方に産する茶と区別された。後の人々は、栂尾に産する茶を「本茶」と称し、その他の地に産する茶を「非茶」と呼び分けるようになった。

また、栂尾高山寺は、小さな黒釉の陶罐を一つ所蔵している。昔はこの罐の中に、栄西が中国は天台山よりもたらした茶の種が数粒入っていたそうで、栄西が明恵に贈ったものであったという。その当時、明恵が高山寺の傍らに茶を植えたという場所には、一つの「日本最古之茶園」の碑が、今も立っていて、後の人々の尊敬の証となっている。

2 『喫茶養生記』を著し、日本の社会に広く受容された

栄西は、前後二回にわたる中国での留学期間に、中国寺院の茶禅生活を総括したり、茶の生産を実践したりしながら、喫茶養生の教え、栽培製造の技術、点茶の技法などを学び、それぞれに整理を加えた。さらには唐代陸羽の『茶経』を参考にして、一二一一年頃に、日本最初の茶

書『喫茶養生記』の初稿を書き上げた。後に修訂を加え、ついに一二一四年、栄西七十四歳の高齢の時に、『喫茶養生記』が完成した。それはすぐに日本の社会に広く認められ、最高統治者を驚かすに至った。すなわち、『吾妻鏡』の記事によれば、一二一四年二月四日、源実朝将軍は、前日に酒を飲み過ぎたために調子が悪く、人々が探し求めても良薬が見つからなかった。おりしも栄西が法事のために将軍府に来ており、将軍の病気の知らせを聞くや、人を寿福寺に遣わして茶葉を取ってこさせ、将軍のために茶を点てた。将軍が茶を服すると、酔いはしだいに醒め、精神がさわやかになった。そこで将軍が栄西に「これは何物か」と問うと、栄西は「茶でございます」と答え、あわせて将軍に『喫茶養生記』を献じたのである。かくして、源実朝将軍の推薦を得て、栄西の『喫茶養生記』はすみやかに日本に広まり、喫茶の風が、上は官人から下は庶民まで、一気に普及し、茶の産業も形成され、発展することとなった。

3　喫茶による養生を提唱し、喫茶の風をすみやかに普及させた

栄西は、その著した『喫茶養生記』の冒頭から、単刀直入に、「茶は、養生の仙薬なり、延齢の妙術なり。山谷これを生ずれば、其の地は神霊なり。人倫これを采《と》れば、其の人は長命なり」と述べ、日本人の「皮肉の色が悪」いのは、茶を飲まないからだとして、「但《た》だ大国(中国を指す)独り茶を喫し、故に心臓に病無く亦《ま》た長命なり。我が国(日本を指す)多く病瘦の人有り、是れ茶を

喫せざるの致すところなり」と述べる。それ故栄西は、全書の末尾に、「貴きかな茶は。上は諸天の境界に通じ、下は人倫に資す。諸薬は各々一病の薬たるも、茶は万病の薬たり」と記す。栄西は、喫茶は養生によいと考え、喫茶が国民の身体能力を高めるという斬新な観点と説得力のある議論を示し、喫茶をあまり知らない当時の日本人を驚かせた。これにくわえて、栄西が当時有していた影響力と地位も幸いして、喫茶養生の道は、日本で普及することとなった。

4　点茶の技法を伝え、日本茶道の形成の先蹤となった

栄西が伝えた製茶の新技術は、葉を摘んですぐに製茶し、散茶の形で瓶に貯蔵するというものである。そして茶を飲むときには、この散茶を磨《うす》でひいて粉末状にし、それから点茶を行う。その方法は、南宋の審安老人が著した『茶具図賛』(一二六九)の「十二先生(茶具)」の記事から、うかがうことができる。この種の喫茶法が、栄西の手で日本に伝わり、その後時間をかけて発展形成される日本抹茶道の原型となったのである。

5　製茶技術を紹介し、日本の製茶技術に新風をもたらした

宋代の製茶技術に関して、栄西は『喫茶養生記』「采茶時節」の中で、「茶の美名を早春と云い、又た芽茗と云う。(中略)内裏の後園に茶園有り、元三の内、下人を集めて茶園の中に入れ、言語

高声、徘徊往来せしむ。則ち次ぎの日、茶一分、二分萌え、銀の鑷子《じょうし》を以てこれを採り、しかる後に蠟茶を作る。一匙の直《あた》い千貫に及ぶ」と記している。栄西が描写しているのは、実は福建州の貢茶園で行われていた、毎春の開園祭の祝賀儀式である。この儀式は毎年啓蟄《けいちつ》の後一、二日に挙行された。これに関しては、欧陽脩の「嘗新茶呈聖兪」にも、「年窮臘尽春欲動、蟄雷未起駆龍蛇。夜間撃鼓満山谷、千人助叫声唅呀。万木寒凝睡不醒、惟有此樹先萌芽（年窮《きわま》り臘《ろう》尽き春動かんと欲し、蟄雷未だ起きて龍蛇を駆らず。夜間に鼓を撃ちて山谷に満ち、千人助け叫びて声は唅呀《かんが》たり。万木寒凝して睡《ねむ》りて醒めざるに、惟だ此の樹のみ先ず萌芽する有り）」と描写されている。ここで言っているのは、北苑貢茶の茶樹に早く芽を出させ、早く製茶し、早く天子に献上するために、土地のならいとして、毎年啓蟄の時の夜遅く、茶農たちは太鼓を撃ちながら、たいまつを掲げて、山上の茶園で「茶よ芽を出せ、茶よ芽を出せ」と叫び、天の助けを請い求めるという習慣である。

茶を摘んだ後どのように製茶するかについて、栄西は、『喫茶養生記』「調茶様」の中で、「宋朝の茶を焙する様を見るに、則ち朝に采《と》りて即ち蒸し、即ちこれを焙《ばい》す。懈倦怠慢《かいけんたいまん》の者の、為すべからざる事なり。焙棚に紙を敷き、紙の焦げざる様に、火を誘いて工夫してこれを焙す。緩やかならず急ならず、竟夜眠らず、夜の内に焙し畢《おわ》る。即ち好き瓶に盛り、竹葉を以て瓶口を封《ふう》ず。風をして内に入れざらしめば、年歳を経ても損われざらん」と記す。ここで栄西が述べているのは、すべて栄西みずから実見した製茶法であり、これこそ浙江天台山一帯の蒸青緑茶の製茶工程である。

しかし、栄西が新たな製茶技法を伝える以前には、日本の製茶方法は、陸羽『茶経』に述べられたところとほぼ一致していた。つまり「これを采り、これを蒸し、これを搗《つ》き、これを拍《う》ち、これを焙《あぶ》り、これを穿《うが》ち、これを封じ」て完成する餅状の固形茶であった。これに対し、栄西が伝えた新製法は、摘んですぐに殺青《さっせい》加工し、葉茶の形で瓶に貯蔵するものである。これ以来、葉茶が日本に知られることとなり、日本の製茶史に新たな製茶技術を導入した。これこそ日本製茶史上の大改革であった。

6　茶徳の概念を提唱し、茶を物質面から精神面に高めた

『喫茶養生記』の中で、栄西は日本の人々に向かい、中国では茶が貴重なものとして扱われ、一般の飲料とは違うと説明する。彼によれば、「茶を貴重すること眼の如し（中略）忠臣に賜い、高僧に施す」のである。そして当時の日本が茶の価値を理解していないことについては、「是れは則ち茶徳の致すところを知らざればなり」と述べる。『吾妻鏡』は、栄西が源実朝に茶を献じたことを述べた後に、『喫茶養生記』を「茶徳を称誉するの書」とほめ称えている。茶徳の語については、中国でも北宋の強至の詩「公立煎茶之絶品以待諸友退皆作詩因附衆篇之末」に用例があり、「茶品衆所知、茶徳予能剖（茶品は衆の知るところなるも、茶徳は予《われ》能く剖す）」と詠まれている。これ

は、茶はふつうの飲料とは異なり、徳行をそなえた存在であり、精神面は人と相通ずるものだ、ということを表明している。それゆえ、栄西は本書の中で、「若し人心神快からざれば、爾《そ》の時必ず茶を喫すべし」と述べる。ただ残念なのは、栄西が、「茶徳」の語についてそれ以上は明確に説明していないことである。

参考文献

胡山源編著『古今茶事』（上海書店、一九八五年）
栄西等原著、王建注訳『喫茶養生記』（貴州人民出版社、二〇〇三年）
趙樸初『仏教常識』（杭州霊隠寺、二〇一一年）
中国茶葉股份有限公司等編著『上下五千年』（人民出版社、二〇〇一年）
兪清源『径山史志』（浙江大学出版社、一九九五年）
朱自振編『中国茶葉歴史資料続輯』（東南大学出版社、一九九一年）
滕軍『中日茶文化交流史』（人民出版社、二〇〇四年）
陳宗懋主編『中国茶経』（上海文化出版社、一九九一年）
陳祖椝、朱自振編『中国茶葉歴史資料選輯』（農業出版社、一九八一年）
中国茶葉股份有限公司、中華茶人聯誼会編著『中華茶葉五千年』（人民出版社、二〇〇一年）
姚国坤編著『茶文化概論』（浙江摂影出版社、二〇〇四年）

姚国坤、王存礼、程啓坤編著『中国茶文化』（上海文化出版社、一九九一年）
姚国坤、姜堉発、陳佩芳『中国茶文化遺跡』（上海文化出版社、二〇〇四年）
夏涛主編『中華茶史』（安徽教育出版社、二〇〇八年）
呉覚農主編『茶経述評』第二版（中国農業出版社、二〇〇五年）

（高橋忠彦訳）

Ⅱ 『喫茶養生記』の研究

『喫茶養生記』の文体と語彙

高橋忠彦

一、『喫茶養生記』の価値と問題点

栄西が著した『喫茶養生記』は、日本の喫茶史の研究資料として重要なだけでなく、南宋期の浙江の茶文化を伝える貴重な文献である(1)。それには、いくつかの理由がある。そもそも南宋期の茶書は数が少なく、『北苑別録』や『茶具図賛』が存在するが、前者は北宋の北苑茶を扱った一連の茶書の補遺的性格が強く、後者はより総合的であるが、戯文的な文体であいまいな内容である。それに対し、『喫茶養生記』は、葉茶を点茶で飲用する方法を明瞭に記述する茶書としてほぼ唯一のものといえるし、栄西が活動した浙江という、地域性の明瞭な資料であることも、資料的価値を高めている。また、その葉茶の製造法が実見の記録として記されているのは重要であり、いまだ揉捻《じゅうねん》を伴わない初期の葉茶の製法をうかがわせる。茶以外の桑や五香煎など、宋の多様な薬用・健康飲料を紹介するのも興味深い。

このような『喫茶養生記』が著された目的が茶の功能を説き、それを普及させることにあったのは論ずるまでもないが、どのような読者層を想定して書かれたかについては、明瞭でない。初治本末尾に「今依仰之旨録上」とあることや、『吾妻鏡』建保二年に記される、実朝に献上されたという「茶の徳を誉むる所の書」が、同年に著された『喫茶養生記』再治本のことである可能性が高いことから考えると、直接には特定の貴人のために書かれたことが想定される。しかし、書物であるからには、より広い読者を得ることを期待したに違いない。一方で、内容から見て、仏教徒に向けたものとも思われないことからすれば、社会的に有力な俗人たちを読者層としたものであろう。ではその読者は、伝統的教養を持つ都の公家であるか、それとも新興階層たる御家人たちであるかが問題になる。本論は、その問題について、文体と語彙の特徴の分析から考察するものである。

二、『喫茶養生記』における文体の特徴

『喫茶養生記』に関する分析はさまざまな角度から可能であろうが、ここでは、その文章そのものを取り上げ、語彙や文体の特徴を論じ、そこから栄西の著述意図を推測しようとするものである。

まず注目すべきは、『喫茶養生記』が、極めて多様な文体の混在からなっているということである。これは、その雑纂的な内容によるものであるが、厳密に何種類の文体が、どこからどこまで用いられているというようなことを云々しても意味はないだろう。しかし、それぞれの文体の顕著な特徴を取り上げるのは、本書の性格を知る上で有用と思われる。

1　序文

日本では、著作物全体がそうでなくとも、序文だけは対句を多用して、騈文《べんぶん》風の凝った漢文を指向することが多い。これは、中国の書物の影響であり、『遊仙窟』の序段が騈文（この場合は完全に平仄《ひょうそく》も整っている）であるような形態を模したものであろう。たとえば、真名本の『平家物語』の冒頭は、「祇園精舎鐘声、有諸行無常響。沙羅双樹花色、顕盛者必衰理。奢者不久、只如春夜夢、猛人遂滅、偏同風前塵」（熱田本による）といった調子で、一見本格的な騈文かと疑われる（平仄は整わず、実際には極めて日本的な表現なのだが）。

『喫茶養生記』の序文もこの例にもれず、騈文を意識しているが、

茶也、末代養生之仙薬、人倫延齢之妙術也。山谷生之、其地神霊也。人倫採之、其人長命也。天竺唐土同貴重之、我朝日本昔嗜愛之。従昔以来、自国他国倶尚之、今更可捐乎。

（茶は、末代養生の仙薬、人倫延齢の妙術なり。山谷これを生ずれば、その地は神霊なり。人倫これを採れば、その人は長命なり。天竺唐土同にこれを貴重し、我朝日本昔これを嗜愛す。昔より以来、自国他国倶にこれを尚ぶ、今更に捐つべきか。）（初治本四頁）(2)

といった文章を見ても、その不完全性が目立つ。平仄が整わないのはよしとしても、虚辞を使用しすぎること、対偶が精密でないことなど、古典的な基準からは、よい駢文とはいえない。中国の古典（日本でよく読まれたのは、『文選』『白氏文集』『遊仙窟』『論語』など）の語彙を典故として使用しておらず、難解で文学的な序文を書く意図など、最初からなかったことをうかがわせる。この、古典的な文体を指向していないという特徴は、序文ですらそうなのだから、当然『喫茶養生記』全体についてもいえることと推定される。

2　議論文

『喫茶養生記』は、そもそも茶の功能を説いた書物であるから、それを理論的に、説得力をもたせて論証しているはずである。実際、上巻「五臓和合門」における茶の功能の理論化などは、『尊勝陀羅尼破地獄儀軌秘抄』の要点を紹介しつつ、五行理論に則って体系的に論述されており、実に明解な議論の文体である。下巻「遣除鬼魅門」の前半における病症に関する分析もこれに類する。このような部分は、おそらく『喫茶養生記』の中核であって、栄西は、時に情熱をこめて自説を展開している。

此五蔵受味不同。一蔵好味多入、則其蔵強、剋傍蔵、互生病。其辛酸甘鹹之四味、恒有之、食之、苦味恒無、故不食之。是故四蔵恒強、心蔵恒弱、故恒生病（其病、日本名云心助也）。若心蔵病時、一切味皆違。食則皆吐、動不食万物。今用茶則治心蔵、為令無病也。可知心蔵有病時、人皮肉色悪、運命依此減也。自国他国調菜味同之、皆以欠苦味乎。但大国喫茶、我国不喫茶。大国人心蔵無病、亦長命、不得長病羸痩乎。我国人心蔵有病、多長病羸痩乎。是不喫茶之所致也。

（此の五蔵味を受くること同じからず。一蔵の好む味多く入らば、その蔵強くして、傍らの蔵を剋して互いに病を生ず。其れ辛酸甘鹹の四味は、恒にこれ有りて、これを食らう、苦味は恒に無し、故にこれを食わず。是の故に四蔵は恒に強く、心蔵は恒に弱く、故に恒に病を生ず〔その病、日本にて名づけて心助と云う〕。若し心蔵病みし時は、一切の味皆違《たが》う。食えばすなわち皆吐き、動《ややもすれ》ば万物を食らわず。今茶を用いればすなわち心蔵を治め、病無からしむるとなす。心蔵に病有る時には、人の皮肉色悪しく、運命これに依りて減ずと知るべきなり。自国も他国も調菜は味これを同じくし、皆以て苦味を欠くか。但だ大国は茶を喫し、我が国は茶を喫せず。大国の人は心蔵に病無くして、亦た長命にして、長病羸痩《るいそう》を得ざるか。我が国の人は心蔵に病有りて、多く長病羸痩せるか。これ茶を喫せざるの致すところなり。）

（初治本六頁）

このような部分は、直截にして単純な表現で、たたみかけるような論理展開は明晰であるし、実証的な議論にしようという意図が見える。ともあれ、文章表現としては、単純素朴なものが多い。やはり文学性を指向したものとはいいがたい。

3　記録文

『喫茶養生記』の学問的価値を増している部分として、栄西が実見したことの記録がある。その典型例は、

見宋朝焙茶様、朝採、即蒸、即焙之。懈倦怠慢之者、不可為事也。焙棚敷紙、紙不焦許、誘火入、工夫而焙之。不緩不急、終夜不眠、夜内焙上。盛好瓶、以竹葉堅閉、則経年歳而不損矣。欲採時、人夫并食物炭薪、巨多割置、而後採之而已。

（宋朝の茶を焙るさまを見るに、朝に採りて、すなわち蒸し、すなわちこれを焙る。懈倦《かいけん》怠慢のものの、為すべからざる事なり。焙棚に紙を敷き、紙の焦げざるばかりに、火を誘い入れ、工夫してこれを焙る。

緩かならず急ならず、終夜眠らずして、夜の内に焙り上ぐ。好き瓶に盛り、竹葉をもって堅く閉じれば、すなわち年歳を経ても損われざらん。採らんと欲する時は、人夫ならびに食物炭薪を、巨多割置《こたかつち》し、しかる後にこれを採るのみ。）（初治本一三頁）

栄西昔在唐時、従天台到明州、時六月十日也。天極熱、人皆気絶乎。于時店主取銚子、盛丁子八分、即添水満銚子。良久煎之。不知何要乎。煎了、茶盞之大滴入、持来与栄西令服。称「法師、天熱之時、遠渉路来、汗多流、恐有不快、仍与令服」云々。仮令炊料一升、水一升一半歟、煎只二合許也。

（栄西昔唐に在りし時、天台より明州に到り、時に六月十日なり。天極めて熱く、人皆気絶ゆ。時に店主銚子を取り、丁子を盛ること八分、即ち水を添えて銚子を満たす。良だ久しくこれを煎る。何の要（＝用）なるかを知らず。煎了《おわ》り、茶盞の大なるに滴入し、持ち来りて栄西に与えて服せしむ。称すらく「法師よ、天熱きの時、遠く路を渉りて来り、汗多く流れ、恐くは不快有らん。仍《よ》りて与えて服せしむ」云々と。もし炊料一升、水一升一半ならば、煎ること只だ二合ばかりなり。）（初治本二二頁）

であり、前者は宋で観察した製茶法、後者は天台山から寧波への旅の途上での体験を、それぞれ簡潔にして精確な文体で記録している。後述する「焙上」「割置」や、「不知何要」（「要」は「用」と通用）など、日本的表現が多いものの、簡にして要を得た、平明な文体である。これも文学性を指向したものとはいえない。

4　資料の引用と注釈

『喫茶養生記』が『太平御覧』の「茗」の項目の資料を大量に引用していることは、森鹿三氏の指摘するところであるが、[3] その他にも、『白氏文集』など、さまざまな引用が多い。その引用の多くに対し、栄西は熱心に注釈を加えているが、句読や解釈に誤りがあることもよく知られている。「陶弘景新録曰、喫茶軽身換骨苦云々。脚気即骨苦也。脚気妙薬何物如之也」（初治本一〇頁）（以下、傍線が栄西の注釈部分）は、『太平御覧』巻八六七の「陶弘景新録曰、茗茶軽身換骨、昔丹丘子・黄山君服之」、ひいてはその基づくところの『茶経・七之事』の「陶弘景雑録、苦茶軽身換骨、昔丹丘子・黄山君服之」によるものであろうが、テキストの誤読のせいか、論旨が大分ずれている。

また、「張孟陽登成都楼詩曰、芳茶冠六清、溢味播九区。人生苟安楽、茲土聊可娯云々。六根清明云六清也。九区者、漢地九州云也（漢地九分立州。今卅六郡、三百六十八州）。生苟者、生用菜。身安楽無病云也。苟則菜也。可娯者、娯楽也」（初治本一一頁）は、「六清」や「苟安楽」に曲解を加えていると非難されてもやむを得ない。「苟」の誤解は、『大広益会玉篇』に「苟、菜也、又苟且」とあることによるのであろうか。

ともあれ、本書全体に見られるこれらの誤読や曲解は、健康飲料もしくは薬用飲料としての茶を強調する、という熱意による勇み足というべきものである。そのような欠点を含みつつも、難解な漢文資料を、読者に対して平易に説明しようとする姿勢は評価できるし、その程度の注釈を必要とする階層、つまり、古典常識のあまり無い人々を読者として想定していることも、間接的に見て取れるのである。

5 薬方

『喫茶養生記』の下巻は、桑を中心とした各種の薬物処方を述べる。桑粥法に「宋朝医曰」(再治本三六頁)の語があるが、日本的な表現(「浮粥」「割置」などの言葉の他、程度をあらわす「ばかり」の表記に、本来概数、概略を表す「許」を使うことなど)が目立ち、中国の医書の類のそのままの引用ではないと思われる。これは、文字通り「宋の医者から直接教わったことだ」という権威付けであり、中国の書物の引用ということではなかろう。とはいえ、これらの処方の記述は簡潔で精確であり、用語の厳密性もある。

たとえば、中国の文献で、「煎」と「煮」は「煮る」という意味においては類義語であるが、使い分けが見られる。前者は水分が減るまで長時間煮詰める意味に、後者は材質を柔らかくするために煮る意に、それぞれ傾斜している。詳しくは拙論「『茶経』の用字に関して」(世界茶文化学術研究叢書I『陸羽『茶経』の研究』所収）を参照されたい。『喫茶養生記』でも、「豆煮桑被煎」（初治本一八頁、再治本三六頁）という表現では、素材を柔らかく煮込むのが「煮」、素材の成分を抽出するために煮詰めることが「煎」という違いを意識しているように見える。したがって、長時間煮る場合でも、粥だと「煮」である。その他の部分でも、この使い分けは見て取れる。つまり、平易な表現でありながら、用字の正確さを失っていない。薬方のような、実用的な部分は、必要があって厳密に書かれているのであろう。

さて、茶文化に関する言葉で、「煎」と「点」がある。これは唐宋の薬学用語でもあり、「煎服」と「点服」は、茶や薬物の服用の二形態である。栄西は、粉末で服する「点服」を効果の高いものと考えている。『喫茶養生記』では、この両者が常に対比され、茶末・桑末・高良薑末・五香末などに湯を注いで飲むことは「点」と呼ばれている。また、「細末之、一銭投酒服之」（初治本二〇頁）のように、粉末を粥や酒に混ぜる場合は、湯を注ぐわけでないので、「点」と呼ばない。点服に対して、煎服は相対的に効果が薄いとされており、結果的に「点茶」を推奨する理論的根拠となっている。なお、茶の「点服」と「煎服」を比較する議論は、同じ南宋期の林洪が書いた『山家清供』にも「茶即薬也、煎服則去滞而化食、以湯点之、則反滞膈而損脾胃」のような形で見える。茶の点服を推奨する栄西と、煎服をよしとする林洪の立場は逆であるが、用語は一致しているわけである。

このように、『喫茶養生記』の中でも、科学技術用語として重要な語彙は、漢語の意味を正確に捉えつつ、厳密に使い分けられていることが注目される。

三、『喫茶養生記』における語彙の特徴

1　日本的な語彙

一般論として、日本製の漢文では、虚辞の用法が不正確であることが多い。『喫茶養生記』においても、「也」「乎」「矣」など、文末の虚辞(語気詞)が必要以上に多いし、その使い分けもかなりあいまいである。これは、中国の散文を厳密に模倣できなかった部分である。ことに、文末の「歟」を疑問でなく、詠嘆的な断定の意で使用するのは、日本漢文に特有であるが、「五香不整足者、随一可服歟」(初治本二三頁)のように、『喫茶養生記』にも見られる。

漢語を日本的な意味合いで用いることも多い。「心蔵是五蔵之君子也、茶是味之上首也」(初治本七頁)、「心蔵是五蔵之君子也、茶是苦味之上首也」(再治本二七頁)のように、「君子」を「君主」の意味で使うのは、日本の中世語であろう。『謡曲・昭君』に「君子にわたくしの言葉なしとやおぼしけん」とあり、『謡抄』に「君子トハ、天子ヲ申也」とある。それに対し、「上首」は漢籍・仏典に頻出するが、文書《もんじょ》(行政・司法文献の総称。多くは書簡の形式を取るが、その機能は契約書、命令書など、権威のある公文書である)に取り入れられ、多く使われる語である。この種の事例は他にも多いが、

初治本と再治本の関係を論ずるときに、まとめて取り上げたい。

2 仏典に由来する語彙

当然のことながら、『喫茶養生記』全体に仏典の影響は強い。仏教文献の直接の引用以外にも、「共利群生矣」（初治本五頁、再治本二五頁）が、唐の圭峰宗密の『華厳原人論序』に「然孔老釈迦皆是至聖。随時応物、設教殊塗。内外相資、共利群庶」の語を思わせるなど、具体的な出処を探すことができる部分もある。

その他、仏典によく使用されている言葉は多い。純然たる仏教教理の語彙を除いても、「巨多」「懈倦」「怠慢」「種種語」「具註」「同儀」「退散馳走」「相応」「下劣」「有情人」「不可不信」「等分」「為期」「整足」「加被」「随一」など、枚挙にいとまがないが、仏典以外の漢籍にも用例があるものもあり、仏教語としてどれくらい意識されているかについては、温度差があろう。むしろ、日本の中世漢語の語彙形成に仏典の影響が強いことを、あらためて認識させられるというべきである。仏教語のなかには、記録用語・文書用語に形を変えて日本語化したものも多い。

ところで、「見貴重茶如眼」（初治本一三頁）の「眼の如し」はやや難解である。これは「目の当たりに見た」と訳されることもあるが、『大方便仏報恩経』「天王有五百太子、悉皆端正、聡明智慧人相具足、其父愛念喩如眼目」とあるのを参照すれば、「自分の目のように大切にする」ということとになる。これは、日本にも似た言い方があり、「偏《ひと》へに師の跡を思はんが為に之を守ること眼精の如し」（武蔵玉蔵院文書、建久七年〈一一九六〉四月十三日、勝賢附属状案、鎌倉遺文補一八〇号）とある。やや文脈は違うが、大切にするたとえである。

3　古文書用語・古記録用語

近世以前の、契約書や裁判記録など、不特定多数を対象に作製された公式な文書は、古文書とよばれ、法律政治、社会経済に関連する内容を含む。これらは、ほとんどが漢字で書かれた「和製漢文」であるが、一種独特の文体と語彙を持つ。『喫茶養生記』そのものは古文書ではないが、中古以来発展してきた古文書特有の言い回しが多用されている。たとえば、「欲採時、人夫幷食物炭薪、巨他割置」（初治本一三頁）、「木角焦許燥之、割置三升五升、可盛袋歟」（初治本一九頁）、「木角焦許燥、可割置三升五升盛袋」（再治本三六頁）のように、「割置」の語が使われている。「木材を割って置く」のように訳される場合があるが、これは全くの誤訳である。「割置」は、中世日本の文書用語であり、多くは社会経済史的な述語として、「収入や物資の一部を特定の用途に割り当てる」ことをいう。[4] ここでは、あらかじめ準備しておく意味で使われていることが、文脈より明らかであるが、文書用語の援用であろう。

また、「不審之輩、到大国詢之、無隠歟」（初治本一三頁）、「若不審之輩、到大国詢問、無隠歟」（再

治本三九頁)の「無隠」は、もとより『論語』述而の「吾無隠爾乎」に由来するが、日本で独自の用法を獲得し、「明らかである」という意味で、文書用語として極めてよく使われる表現である。

さらに、序に「不可不斟酌矣」(初治本四頁)とあるが、「可斟酌」は文書によく用いられ、「不可不怕」(初治本四頁、再治本二四頁)についても、似た言い回しの「不可不恐」が古文書に頻出する。その他、古文書によく見られる表現としては、「不便事」(初治本一八頁)、「最不便」(再治本三六頁)(不都合である、間違っているという意の文書用語であり、「非常にあわれなことである」とするのは誤り)がある。古文書は、契約・裁判など、社会経済的事項を議論する内容なので、論点を補強するような表現が多いのである。

一方で、本書は、古記録(高位の人物の公式の日記)の言葉と共通性が多い。古記録の語彙は、古文書の語彙とかなり共通するが、違いもある。一例をあげよう。「為奇為奇」(再治本三五頁)は、「為奇云々」に見えるテキストもあるが、史料編纂所本にしたがって、「為奇為奇」に作るべきである。これは「あきれたものだ」という、批判的な口調の間投詞であり、『御堂関白記』では、長保二年(一〇〇〇)一月一日ほか、実に九箇所に使われている。このような繰り返し言葉による間投詞は、古記録の特徴的表現である。「可忌可忌」(再治本三五頁)もそう考えられる。ただ、「々々」と「云々」は酷似しているので、文脈で判断する必要がある。

このように、『喫茶養生記』に古文書・古記録の表現が見られる理由は、なによりも、それが当時の人間にとって最も使用しやすく、通じやすい、日用の言語であったということによるのであろう。ことに武家社会で政務に携わるような階層にとっても、最も理解しやすかったと思われる。

四、初治本と再治本

1　初治本から再治本へ

『喫茶養生記』は、初治本と再治本の二系統のテキストを持つ。承元五年(一二一一)正月、栄西七十一歳の時に書かれたものが初治本、建保二年(一二一四)正月、栄西七十四歳の時に書かれたものが再治本と呼び分けられている。初治本の最善本は、寿福寺本であり、再治本の最善本は東京大学史料編纂所本であるが、現在のところ、充分な校勘《こうかん》はなされておらず、テキスト批判を伴った校訂と精密な研究が今後必要である。江戸時代に刊行された坊刻本も存在するが、再治本系のテキストを、江戸の読者に向けて意を以て安直に改竄《かいざん》した跡がはなはだしく、資料的価値は極めて乏しい。

初治本と再治本の差異は大きく、栄西が三年を経て書き改めた跡がうかがえ、それ自体が貴重な資料となっている。古い文献で、このように明瞭な、個人の推敲《すいこう》の過程を知ることができるのは珍しい。一例として冒頭の序文を比較してみよう。

天竺唐土同貴重之、我朝日本昔嗜愛之。従昔以来、自国他国倶尚之、今更可捐乎。況末世養生之良薬也。不可斟酌矣。(初治本四頁)

天竺唐土同貴重之、我朝日本曾嗜愛矣。古今奇特仙薬也。可不摘乎。(再治本二四頁)

ここに、初治本から再治本に至る、変化の典型例を見ることができる。すなわち、漢文として熟した、言いかえれば、中国語として正確な表現の追求である。「昔嗜愛之」よりは「曾嗜愛矣」の方が漢文らしい。しかし、このような改変は語句のレベルに止まっており、文章構成、句法などの観点から見ると、初治本、再治本ともに稚拙であり、改良されたとは言いがたい。対偶を為す両句の末尾が、初治本はともに「之」で終わり、再治本は「之」と「矣」が対にされていて、いずれも適切ではない。

語彙のレベルでいえば、再治本は明らかに、和臭を減らす努力をしている。「針灸並痛」(初治本四頁)を「針灸並傷」(再治本二四頁)に改めているのは、「痛」に「いたむ」という訓があるために「傷つく」の意味で「痛」と書いてしまったのを直したものであろう。「銀之毛抜」(初治本一三頁)を「銀之鑷子」(再治本三〇頁)に改めたのは、論ずるまでもないが、「毛抜」という純然たる日本語を、

「鑷子《じょうし》」というまともな漢語に改めたものである。「夜内焙上」(初治本一三頁)を「夜内可焙畢也」(再治本三三頁)に改めたのは、補助用言としての「上」が良くないと判断されたからである。日本語の「あぐ」には、たしかに「ある動作を完成する」意味があるが、漢字の「上」を動詞に付けても、そのような意味にはならない。もとより訓読を前提とした表現は、正しい漢文とはいえない。そこで「畢」に改めたのである。とはいえ、「夜内」にしても「可」にしても、語弊は残る。「浮粥」(初治本一八頁)「薄粥」(再治本三六頁)は、ともに他文献における用例が確認できないが、前者が日本的で、後者がより漢語的であることは明らかである。

このように、名詞、形容詞、動詞など、実質的な意味を持つ品詞に関しては、日本語的な表現が改良されている。しかしながら、助動詞、虚詞のような微妙な言葉の選択においては、さしたる推敲の跡は見られないのである。

2　初治本と再治本の日本語的表現の比較

本来は、初治本と再治本の全ての差異について議論すべきであるが、上に述べたように、日本語的な表現に、その差異が集中している。そこに注目し、以下の手順で、初治本と再治本の関係を調査した。まず『喫茶養生記』全体を見渡し、語彙的な面で、日本語的表現が顕著な箇所を選び出し、次に初治本と再治本の差異と、そこに見られる推敲の方向性について考察した。

それぞれの箇所は、以下の四種のケースに分類されるので、それを●▲○△の記号で示した。初治本は寿福寺本、再治本は史料編纂所本を底本とする。ただし、（ ）内は『茶道古典全集』第二巻の翻字本文の頁数である。

○ 日本語的表現を漢語的表現に書き改めたケース
△ 日本語的表現を削除したケース
● 日本語的表現に手を加えなかったケース（それ以外の字句の変更は許容する）
▲ 日本語的表現を追加したケース

また、この考察においては、その日本語表現が、文書用語、記録用語と認められる場合はそれも記した。その際、用例数を付した「古記録」とは、東京大学史料編纂所のウェブサイト（http://www.hi.u-tokyo.ac.jp/index-j.html）に公開されている「古記録フルテキストデータベース」を意味し、「平安遺文」は、同サイトの「平安遺文フルテキストデータベース」、「鎌倉遺文」は、同サイトの「鎌倉遺文フルテキストデータベース」を意味する。

△不可不斟酌矣（4）↓なし

初治本では、茶を重んじるべき理由を挙げた上で、それを「斟酌」、よくよく考えねばならない、と述べる。再治本ではこの表現は消え、強いていえば「不可摘乎」という直截な言葉がこれに当たるものの、表現としては弱い。「不可不斟酌」という表現そのものは、古文書・古記録に見えないが、類似した「可斟酌」は、鎌倉遺文に九例、古記録に二十一例見え、「事情を考慮しなければならない」の意である。またこのような表現は、「尤可斟酌哉」とか「又可斟酌者歟」の如く、詠嘆的な語感で文末に置かれることが多い。この点で、意味用法ともに、「不可不斟酌」は文書用語の類例と見てよかろう。

○針灸並痛（4）↓針灸並傷（24）

ここでは針や灸の治療が体を害することをいうので、「痛」よりは「傷」の方が、漢語としては正しい。「痛」にも「いたむ」という和訓があることからの誤りであり、再治本では訂正されている。

●不可不怕者歟（4）↓不可不怕者歟（24）

誤った治療が行われる現状について批判する語として、文末に用いられており、再治本でも変わらない。これは『喫茶養生記』の主張の重要な部分である。「不可不怕」そのものは、古文書・古記録に見えないが、同じ読みの「不可不恐」であれば、鎌倉遺文に九例、古記録に一例見える。ここと同様、文末の詠嘆的な表現として用いられる。「不可不怕」も文書用語の類例と見てよい。

○養生之術計（4）↓養生之術（24）

初治本の「術計」は、漢語としては用例が少ないが、蔡襄の「士伸知己賦」に「桑羊役乎術計、商鞅刻乎刑名」とある。桑弘羊が主張した塩鉄の専売という政略のような、計略術策の語感があるので、再治本で「術」に書き換えた可能性がある。ただし、日本においては、「術計」は、平安遺文に七例、鎌倉遺文に二十五例見え、古記録に八例と多く、一般的な文書用語であったといえる。

○内之治術也（7）↓内之治方也（26）

初治本の「治術」には、国を治める術策の意が強いので、再治本で改めたものであろう。たとえば『全唐文』に「治術」は四例見えるが、全て国家政策の意味である。日本では、地方政治の施策の意に傾斜して「治術」が多用されたらしく、平安遺文に十八例、鎌倉遺文に十二例、古記録に十九例見える。政治的な意味で「治方」が用いられることもあるが、ごくまれである。

●心蔵是五蔵之君子也、茶是味之上首也(7)↓心蔵是五蔵之君子也、茶是苦味之上首也(27)

「君子」を「君主」の意味で用いることについては上述したように、日本語的用法である。「上首」も、好んで文書に使われる語であるが、一方で漢籍・仏典にも見え、純粋な日本語用法とはいいがたい。いずれも再治本で用いられている。

△脚気妙薬何物如之哉(10)↓なし

「何物如之哉」のような表現は漢籍に見えない。「何物」という語はあるが、反語文で「いかなるものも」というような用法は無い。後述するように、「何事如之」は典型的な文書用語である。それを変形させた表現と思われるが、いずれにせよ日本語的表現であり、再治本では削られている。

●生苛者生用菜、身安楽無病云也、苛則菜也(11)↓茶生用菜、苛字菜也(30)

上文で論じたように、「生苛」の解釈が根本的に誤っており、はなはだ不適切である。とはいえ、初治本では、「野菜を生で食すると健康になる」という解釈のようだが、再治本では、不明瞭ながら「生の茶葉を用いて飲むと健康になる」という解釈にも見える。

△不存百之一也(11)↓なし

魏の袁准『袁子正論・刑法』に「夫可赦之罪、千百之一也」とあり、「百のうち一つ」を意味する「百之一」もあり得ないわけではない。ただ、「百に一つすら存しない」の意で「不存百之一也」と表現するのは無理があろう。再治本では削っている。

●為不令茶湯久寒(12)↓為不令茶久寒(30)

文脈から考えて、「茶湯が久しい間、冷たくならないようにする」という意味だとすると、この「不令茶湯久寒」では、「茶湯をいつまでも冷たいようにはさせない」ということになって不適切である。

●湯水(12)↓湯水(31)

漢語の「湯水」は、原則として熱湯の意であり、「湯と水」の意には用いない。しかしながら、ここでは日本語の「ゆみず」を「湯水」と表記したものであり、日本的な用法といえる。再治本での変更はない。

○百姓煩(12)↓民煩(31)

初治本の「百姓」を再治本で「民」に書き換えているわけだが、いずれも漢語である。「百姓」はもと、漢語の原義に近く、人民一般を表したが、中世以降は、農民を意味するようになった。そこで再治本は「農民」と誤解されるのを避けて、「民」に改めたとも考えられる。であれば、これも日本語表現を避けた部類である。

○此比（13）→比（31）

初治本の「此比」は「このころ」と読ませたいのであろう。漢語としては論外であるが、鎌倉遺文には用例が見える。たとえば「日蓮聖人遺文」（弘安元年四月二十二日）に「正月の下旬之比より、卯月の此比に至候まて」とある。再治本の「比」は一字で「このころ」と解することができるので、「此」を削ったのも推敲の跡ということができる。

○毛抜（13）→鑷子（31）

上述したごとく、初治本の「毛抜」が純粋な和語であるので、再治本では漢語の「鑷子」に改めているが、意味は変わらない。

○紙不焦許（13）→紙不焦様（32）

初治本の「紙不焦許」は、「紙の焦げざるばかりに」と読むのであろうが、「許」にそのような、程度を表す意味は無い。「許」には概数を示す機能があるので、「十人許り」とはいえる。程度の「ばかり」に用いるのは、そこから生じた国訓である。再治本はそれを改めて、「紙の焦げざるように」としたものであろうが、「様」の用法も日本的であることには変わりない。

○焙上(13)→焙畢(32)

上述したことであるが、「上」で動作を仕上げる意味の補助用言とするのは、日本語であるので、再治本では「畢」に改めている。

△巨多割置(13)→なし

多大なことを「巨多」というのは、漢籍には少ないが、仏典に見られ、また、古文書・古記録では常套語である。一定量を割いておく意の「割置」も上述したとおり文書用語であり、ともに再治本では略されている。

○帝王有忠臣必給茶(13)→給忠臣(32)

再治本は初治本より短くなっているが、修辞上の推敲で、簡潔にしたものであろう。

○今昔同儀(14)→古今儀同(32)

「今昔」はもと「今夜」の意であり、唐代以降になって「今と昔」の意味にも用いられるようになる。「古今」は古くから一貫して「古と今」の意である。したがって、初治本も再治本も、ともに和臭は無いのであるが、「古今」の方が古典的な語彙であるとはいえよう。ただ、それを意識した推敲とまでは断定しがたい。

●近比(16)↓近比(33)

「近比」で「ちかごろ」と読ませるのは、いうまでもなく日本的な表記であるが、再治本も同じである。

▲なし↓無百之一平復矣(34)

可能性が少ないことをいう「無百一」のごとき表現は、中国に存在しないわけではなく、杜牧の「祭故処州李使君文」に「君子小人、鼻目幷列、与小人校、会無百一」とある。しかしながら、ここの表現で、百に一つも平復しないだろうという意味をもたせるのは、漢文としては難しい。

▲なし↓無百一厄(34)

「無百一」については、前項参照。やはり「百に一つの厄も無い」と読ませるのは、漢文としては難しい。

○漸答漸平愈（16）↓漸漸平愈（34）

初治本の「漸く答え（薬効があり）漸く平愈す」を、再治本では、「漸漸と平愈す」に推敲している。前者が無意味に「漸」をそろえ、語が冗漫でまとまりが悪いのにくらべ、後者は四字にまとまっている。そもそも「平愈」するのであれば、薬効が「答える」ことを述べる必要は無い。なお、「漸漸」の語は、詩経・楚辞から唐詩まで広く用いられる常語である。

○勿疑々々（16）↓勿疑矣（34）

「勿疑」は、漢籍・仏典では常用される表現だが、これを繰り返すことはあまり見ない。大正大蔵経全体で、円珍『授決集』に一例のみ見える。再治本では、より普通の「勿疑」に改めたのであろう。なお、このように同語を繰り返すという表現形式は、古記録に類例が多く、文末に詠嘆を示す場合に使われやすい。「為奇為奇」「比興比興」のような例がある。結局のところ、初治本より再治本が、漢文らしくなっている。

●尤可斟酌（17）↓可怪可斟酌（35）

「可斟酌」が文書用語であることは上述した。再治本では、それにさらに「可怪」を加えているため、一層漢文らしさを失い、日本語らしい表現になっている。

△只瘡許腫(17)↓なし

「許」を「ばかり」と読んで程度を示す表現が、日本語独自のものであることについては上述した。再治本ではこの表現を削っている。

▲なし↓可忌々々(35)

再治本で用いられる「可忌」の繰り返しが、古記録の好む表現であることについては上述した。

▲なし↓為奇為奇(35)

上述したように、『御堂関白記』に九ヶ所用いられ、書き手がいぶかしく思う感情を、文末に添えている。ここでも同様に、世間の脚気についての誤った認識をおかしなことだ、と批判した言葉である。

●尤不便事(18)↓最不便(36)

「不便」(「ふびん」と読んで、不都合であるという批判的な意味)が文書用語であることについては上述した。初治本と再治本では、語が多少書き換えられている。いずれにせよ日本語独自の表現である。「不便」は、平安遺文に百三例、鎌倉遺文に五百八十二例、古記録に八百七例ある。

△ 愚也勿説矣(18)↓なし

「勿説」は、人に言ってはいけないという意味であれば、漢籍に見え、白居易の「答崔侍郎、銭舎人書問、因継以詩」にも「慎勿説向人、人多笑此言」とある。仏典ではことに多用される。しかし、この「愚也勿説矣」の意味は独特で、前後の文脈から見ると、「愚かなことは言語を絶している」というようなことに見える。ただ、このような表現が存在したかどうか、確認はできない。いずれにせよ正しい漢文ではなく、日本語的な言い回しと見てよいであろう。再治本では見られない。なお、『茶道古典全集』では寿福寺本を「勿就」と翻字しているが、たしかに少し崩れているものの、「就」と読むのは難しく、「説」のような字形であると思われる。

○ 浮粥(18)↓薄粥(36)

初治本の「浮粥」、再治本の「薄粥」ともに、「堅粥」(今でいう飯)に対する語であって、今でいう「粥」(古くは「しるかゆ」と呼ばれた)を意味することは明らかである。しかし、用例は確認できない。『日本国語大辞典』は、「浮粥」をとり上げず、「薄粥」については、夏目漱石の「明暗」を引くのみである(『和名類聚抄』に「薄糜」という語は見える)。よって、『喫茶養生記』の用例は貴重である。ともに日本語的とはいえ、「浮粥」より「薄粥」の方が漢語らしいので、こちらに改めたものであろう。ここで「浮」は、薄いため表面が揺れる意か。

●不引水(19)↓不引水(36)

「水を引く」は、「水を飲む」意であると思われるが、これは純然たる日本語表現である。再治本も同文である。

△堅粥(19)↓なし

上述したように、「堅粥」は、現在の飯にあたり、和名抄に「饘」の和訓として「加太賀由」とあり、『江家次第』解斎事に「蔵人供御粥、堅粥也」とある。純然たる日本語であるためか、再治本では用いられていない。

●木角焦許燥之、割置三升五升(19)↓木角焦許燥、可割置三升五升(36)

ここでは、程度を表す「許(ばかり)」と、一定量を準備する意の「割置」の、二つの日本語的表現が用いられている。しかしながら、再治本での推敲は無い。

○又不苦(19)↓復宜(36)

「不苦」は、「苦しからず」すなわち、それでもかまわない、さしつかえないという意味で、純然たる日本語表現である。『日本国語大辞典』では、この種の用法の初出例として、『平家物語』の「くるしかるまじ」を挙げる。実際には、「不苦」は、平安遺文に一例、鎌倉遺文に四例、古記録に三十五例見え、中世の常用語であることが確認される。それに対し、再治本の「復宜」は、「これでもまたよろしい」と読ませたいのであろうが、漢文表現としては不自然である。ともあれ、「不苦」に比べれば漢語的であるので、推敲の結果として認めてよかろう。

○五指取之(19)→五指撮之(37)

初治本の「取之」は、必ずしも漢文として成り立たないわけではない。しかしながら、漢文の「取之」は、ほとんどの場合、漠然とした「入手する」という意味であり、指でつまむような具体的な動作には用いない。再治本で「撮之」に書き換えたのは推敲の結果と見られる。

○仙術在之(19)→是仙術也(37)

初治本の「仙術在之(仙術ここに在り)」とはよくわからない表現だが、再治本の「是仙術也」と同様の意味だとすれば、これこそまさしく仙術のように効果覿面《てきめん》な治療法だ、ということなのだろう。再治本は、より一般的な漢文になるように推敲したものであろう。

●何事如之(19)→何事如之(37)

「何事如之」は、これ以上のものはない、という意味であるが、漢籍には使われない。平安遺文に五十七例、鎌倉遺文に百九十一例、古記録に二十例と、古文書・古記録の用例が多く、典型的な文書用語といえる。『観心覚夢鈔』など日本の中世の仏教文献にも用例が多い。

●世人皆所知也(19)↓世人皆所知也(37)

「世人皆所知」は、仏典の「世人所知」を用いた表現であろう。もとは「出世人所知」すなわち真諦(第一義諦)と対比され、世俗的な真理である世諦を指す。『大乗義章』に「世人所知、名為世諦」とある。しかし、後に「世人所知」に類する言い回しは、誰もが認めていることだという意味で広く使われるようになる。「世皆所知」は平安遺文に一例、「人皆所知」は平安遺文に一例、鎌倉遺文に九例、古記録に一例、「世間人皆所知」は古記録に一例見える。

△不能注進之(20)↓なし

「注進」は、記録して言上する意の和製漢語であり、典型的な文書用語でもある。平安遺文に五百七十四例、鎌倉遺文に二千十七例、古記録に五百七十六例見える。再治本ではこの部分は削られている。

●只是許也(20)↓只是許也(38)

ここの「許(ばかり)」は、限定を示すが、程度を示す場合と同様、漢字の意味から逸脱した、日本的な用法である。

○多少遅速、答為期(20)↓多少早晩、答以為期(38)

この部分は意味が取りにくいが、高良薑の服用法にはさまざまあるが、効果に多少や遅速があっても結果は期待できる、ということであろう。初治本と再治本では語句の異同が多い。「遅速」と「早晩」は、ニュアンスの差はあるものの、ともに漢語表現として成り立つ。再治本で「答為期」に「以」を加えたのは推敲の跡をうかがわせる。ともあれ、「以為期」という表現は、『楚辞』や『文選』といった古典に見える表現である。「離騒」に「指西海以為期」とあるように「目標とする」という意味である。したがってここで「期待できる」に用いた「以為期」は日本的なずれがあるといえる。

●引飲之時(21)↓引飲之時(38)

「引飲」は、上項の「引水」の類例で、「飲み物を飲む」意であろう。もとより日本的な用法である。再治本での変更はない。

△不知何要乎(22)↓なし

「何要」であれば、何を必要とするかという意になるが、ここでの意味は「何に用いるのか」「何の用途か」だと思われる。日本の漢字音によって、「用」と「要」を通用させたものであり、日本的な用法ということができる。

△心地清潔也(22)↓なし

「心地」は、「しんじ」と読めば仏教語だが、ここでの意味は、「気分がさっぱりした」ということなので、和語の「ここち」を「心地」と表記したものであろう。

●非自由之情(22)↓非自由之情(39)

「自由」は漢語としては、自分の行為を自分で決定する意で、特にマイナスの語感は無い。しかし日本では、好き勝手、気ままの意で、相手を非難する口調の文書用語として多用された。「自由之情」そのものは鎌倉遺文に見えないが、「自由之○○」という表現は実に百八十例あり、全て非難の語である。ちなみに平安遺文では三例、古記録では三十一例である。したがって「自由之情」は日本的用法といえる。

△見之無相違(22)↓なし

「無相違」は、現代語に残る「相違ない」に他ならないが、ここでの意味は、『喫茶養生記』に記した内容、特に薬方に間違いがなく確実なものである、という意味であろう。なお、「無相違」という表現は漢籍にはほとんど用いられないが、仏典には多用されるので、仏教語と見られる。

しかし同時に、平安遺文に九十例、鎌倉遺文に千二百二十一例、古記録に三百二十例と極めて多く用いられ、典型的な文書用語であることも確認できる。再治本で削られた理由の一つは、正統な漢文らしさを欠くためとも考えられる。

● 無隠矣(23)↓無隠矣(39)

「無隠」という文字列自体は『論語』述而にも見えるが、日本では「かくれなし」と読んで、「明らかである」の意味に使われた。文書用語として多用され、平安遺文に四十例、鎌倉遺文に八十四例、古記録に二十二例見える。ここの「無隠」も「明らかである」の意で使われており、日本的用法ということができる。

○ 後時不改章矣(23)↓後時不改矣(39)

『文心彫龍』附会に「改章難于造篇、易字艱于代句(文章全体を書き直す方が、一部を差し替えるより容易だし、一句全体を書き換える方が、一字を取り替えるより容易だ)」とあるものの、漢籍や仏典で「改章」が熟語として使われることはない。また、ここで「後人がテキストに手を加えないように」という意味で「不改章」と表現するのは不自然である。したがって初治本の「不改章」を「不改」に改めたのは、漢文表現として推敲したのだと考えられる。

以上の考察からは、次のような傾向が見て取れる。

一、初治本の表現を改めた場合(○)は、「痛」→「傷」、「治術」→「治方」、「百姓」→「民」、「毛抜」→「鑷子」、「浮粥」→「薄粥」、「不苦」→「宜」など、和製漢語である場合や、漢語の日本的用法が顕著な場合が多いことが確認できる。削除した場合(△)も同様であり、「堅粥」など、漢語としてはいかにも不自然であったのだろう。

一、初治本の表現を温存した場合(●)には、「不可不怕」、「可斟酌」、「不便」、「人皆所知」、「何事如之」など、記録用語や文書用語が目立つ。これらの表現は、多く文末に用いられ、筆者の感想、感慨、批判などを付け加える語であり、議論の実質部分とは区別されうる。このような部分に記録・文書用語を使用するのは、それが日本語表現であると自覚しつつ、あえて使用したと考えられる。再治本で付加された場合(▲)にも、「可忌々々」、「為奇為奇」のような、「感想語」とでも言うべき語彙が見られる。また、純粋な文書用語・記録用語といえなくとも、「無百之一平復矣」、「非自由之情」、「無隠矣」などが●と▲に属することについては、同じ説明が可能である。

したがって全体としては、議論の本体では、日本語表現を減らし、漢語表現らしく見えるように推敲するという意図が見え、その議論を読者に効果的に提示するための「感想語」では、あえて分かり易い日本語表現を利用したり増やしたりしているということになろう。その種の「感想語」は、中世の記録・文書で特に発達していたし、多用されたという事実も見過ごせない。このような「表現上の工夫」、ことに記録・文書用語の使用の中に、栄西の意図を見ても良いのではなかろうか。

その他、「此記録後聞之」（再治本四〇頁）で始まる一段は、再治本作成時の補記なのであろうが、初治本の発表以降に寄せられた批判に答える意図があったことが見て取れる。概して再治本の方が、栄西の、喫茶普及に込めた熱意、感情の高まりとでもいうべきものが強くあらわれている。

五、まとめ

以上見てきたように、『喫茶養生記』は、文体から見れば、明晰で平易な文体を使用しており、擬古典的な漢文を指向していない。語彙の方面でいえば、記録・文書用語をはじめとして、漢文らしくない、日本語的な語彙・表現が多い。それは栄西の作文力というより、もともと日本人に向けて書かれた書物であるからともいえる。しかし、漠然と日本人というよりは、特定の層を意識したのではなかろうか。

ここで、本書の読者層として、鎌倉の御家人、つまり武士の階層を対象にしていたという仮説を提示したい。たしかに、『喫茶養生記』の力で鎌倉の武家の間に喫茶が広まったというのは、単純すぎる見方であり、証明するのは困難である。しかし、鎌倉初期に、宋代風の喫茶が御家人層に浸透したことは事実であり、『喫茶養生記』がそのような時代性を反映したものだということは許されよう。

御家人階層は、伝統的な学問のある公家とは違い、漢文の古典教養には乏しい。一方で彼らは、訴訟等の行政に携わっているので、文書などの実用的な文章の読み書きは必須であった。文書は本質的に書簡の形式を取ったため、彼らは往来物を教材として、書簡文を学習した。鎌倉の茶文化が、禅僧だけでなく、武家に支えられるようになった歴史的経緯を考えると、『喫茶養生記』がこの種の語彙を駆使して書かれたことは、意義のあることであったのだろう。

もとより、中世の記録・文書用語は、行政を担う階層の言語であり、公家階層と無縁であったわけではない。むしろ、古記録を書き残したのは上流・中流の公家であるし、文書を作成したのは、行政・司法に携わる公家や僧侶であっただろう。しかしながら、新しく幕府組織を築き上げ、行政・司法に参加しつつあった御家人たちも、これらの言語を学習・摸倣することを始めていた。少なくとも、『喫茶養生記』が、御家人たちに読みやすい言葉で書かれたということは確実にいえる。逆に、本書が、古典的、伝統的教養を備えた公家を対象に書かれた文献だとすると、正統な漢文を指向する度合いが、より強かったのではないかとも思える。

ちなみに、同じ栄西でも、『興禅護国論』のような著作は、仏教界に向けて書かれたものであるから、語彙・文体も相当違っており、上で論じたような特徴は見出しにくい。これは別に論ずるべきものであろう。

註

（1）高橋忠彦「中国茶史における『喫茶養生記』の意義」（『東京学芸大学紀要　第二部門　人文科学』四五集、一九九四年）。

（2）引用は、『茶道古典全集』第二巻（淡交社、一九五六年）所載の、森鹿三氏校訂「喫茶養生記原文」により、その頁数を記す。ただし、テキスト本体と句読については、初治本については、寿福寺本、再治本については、史料編纂所本の、それぞれ原本影印によって確認して適宜作成した。

（3）『茶道古典全集』第二巻、八五頁参照。

（4）高橋久子「割置考」（『東京学芸大学紀要　人文社会科学系Ⅰ』第六〇集、二〇〇九年）参照。

『喫茶養生記』執筆の目的

中村修也

一、栄西と『喫茶養生記』

栄西が臨済宗とともに日本に茶をもたらした、というのはこれまで定説であった。それに関して、拙論「栄西以前の茶」[1]で、栄西が入宋《にっそう》する以前から、限られた範囲ではあるが、平安時代を通して、茶が日本人に飲まれたことを論じ、ある程度の了解を得るようになってきた。

栄西帰朝以前の茶の例を一部あげると、

『時範記《ときのりき》』永長元年（一〇九六）三月二十六日

廿六日、丙辰、（中略）次参内《さんだい》、今日有引茶事、依御物忌《ものいみ》不昇殿、仍不見御前儀、但南殿儀下官行之、雑色、所衆等引之、左右相分可引之也、而所参之雑色、所衆四人也、依人数不足、先引左方之後、右方引之、頃之退出、入夜帰参宿侍、

とある。これは、栄西が二度目の入宋から帰国した建久二年（一一九一）よりも九十五年も前の記事である。

この記事によれば、三月二十六日に「引茶《いんちゃ》」の行事があった。記録者の平時範《たいらのときのり》は物忌《ものいみ》のために天皇の前での行事には参加しなかった。ところが、南殿《なでん》での「引茶」は昇殿《しょうでん》の必要がなかったので参加することができた。彼の見たところによると、蔵人所《くろうどどころ》の雑色《ぞうしき》・所衆《ところのしゅう》が、左右に分かれて茶を引いている。この時の雑色・所衆の人数は四人である。人手が足りなかったので、まず左側の列の茶を先に引き、その後、右側を引いたとある。情景としては、左右に列席する参加者に、左側から順に茶を注いで振舞ったのであろう。

もう一つの例は、『山槐記《さんかいき》』仁平二年（一一五二）八月二十二日条にみえる。

廿一日癸未　天晴《てんにれ》、午刻参内、春《はるの》（季《きの》）御読経始《みどきょうはじめ》也、
廿二日甲申　天晴、時々雨降、参内、引茶役四位顕成《あきなり》朝臣、五位伊長《これなが》、蔵人憲定《くろうどのりさだ》、非蔵人《ひくろうど》
家輔《いえすけ》持土器《かわらけ》土瓶等、臨刻限、茶不候之由《よし》、行事小舎人《こどねり》為恐申上之、不足言、参内之後責出
引茶了、不可説《ふかせつ》事也、如然事非大事、行事蔵人、出納《すいのう》、及小舎人可存事歟、南殿引茶雑色
源盛頼《みなもとのもりより》云々、晩頭退出了、

これは栄西帰朝の三十九年前の記事である。八月二十一日に季御読経《きのみどきょう》という仏教行事が行われ始め、翌日に「引茶」が行われたとある。やはり「引茶」は南殿で行われ、雑色が用意している。こうした古記録による記事から、栄西が茶をもたらしたとされる以前から、平安貴族の間では、仏教行事において、「引茶」というかたちで茶が飲まれていたことが明らかとなった。しかるに、今日においても、茶の普及の始まりは栄西の栄誉に帰している。たとえば、『角川茶道大事典』の「栄西」の項目にも、「宋より茶を伝え、源実朝《さねとも》に『喫茶養生記』を献じて、その医薬的効果を説く」と記されている。

つまり、栄西の茶への貢献は、宋から茶をもたらしただけではなく、『喫茶養生記』という茶の効用を記した書物を著したことの二点にあるのである。そして、前者が伝説的な内容であっても、後者はれっきとした『吾妻鏡《あづまかがみ》』という史書に記された事実であり、現代にもその写本が残っている事実が、栄西＝茶祖説を支える大きな要因となっている。

その『吾妻鏡』の記事は、建保二年（一二一四）二月己亥条である。

四日己亥。晴。将軍家聊《いささか》御病脳。諸人奔走。但無殊御事。是若去夜御淵酔《えんすい》余気歟。爰《ここに》葉上《ようじょう》僧正候御加持之処。聞此事。称良薬。自本寺召進茶一盞《いっさん》。而相副一巻書令献之。所誉茶徳之書也。将軍家及御感悦云々。

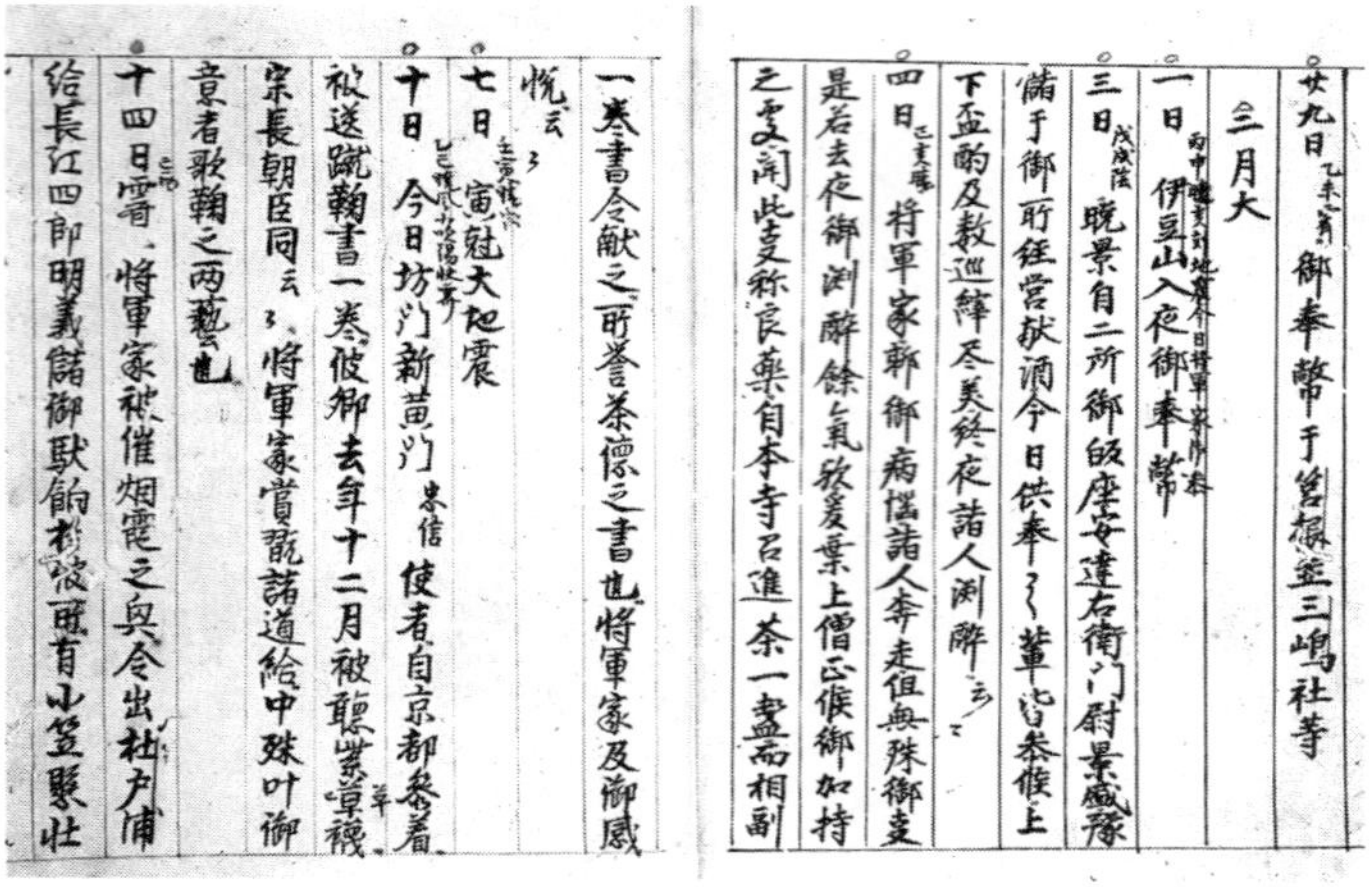
廿九日 御奉幣于箱根并三嶋社等
二月大
一日 伊豆山入夜御奉幣
三日 戊戌陰 晩景自二所御皈座 安達右衛門尉景盛儲于御所 経営献酒 今日供奉之輩皆悉候 上下盃酌及数巡 終夜諸人淵酔云々
四日 将軍家聊御病悩 諸人奔走 但無殊御事 是若去夜御淵酔餘気歟 爰葉上僧正候御加持之処 聞此事 称良薬 自本寺召進茶一盞 而相副一巻書令献之 所誉茶徳之書也 将軍家及御感悦云々
七日 寅剋大地震
十日 今日坊門新黄門 忠信 使者自京都参着 被送蹴鞠書一巻 彼卿去年十二月被聴紫革襪 宗長朝臣同之云々 将軍家賞翫諸道給中 殊叶御意者 蹴鞠之両芸也
十四日 霽 将軍家被催烟霞之興 令出杜戸浦給 長江四郎明義儲御駄餉於彼所 …

『吾妻鏡』（巻22、建保2年2月、国立公文書館庫蔵）

おおよその意味は、この日、将軍実朝《さねとも》がいささか不快気味であった。病気ではないかと諸人奔走したが、それほど重い病気にも思われない。昨晩の深酒のせいではないかと思案していた。そこに葉上《ようじょう》僧正栄西が加持《かじ》祈禱《きとう》のために参上し、良薬と称して茶一盞を喫《きっ》せしめ、同じ日に茶の効用を記した書一巻を献上した。それが『喫茶養生記』の第二稿であろうといわれている。(2)

この『喫茶養生記』の存在は、中国の陸羽《りくう》の『茶経』に匹敵するものとして、日本では最古の茶書として不動の地位を築いている。『喫茶養生記』が日本を代表する茶書であり、内容的にもよく、最古のものであることは従来説の通りである。

問題は、栄西の『喫茶養生記』執筆のモチベーションである。

陸羽は、唐代においてもっと正しいお茶の飲み方を広めようとした明確な意図のもとに『茶経』を著した。では、栄西もそれと同じような意図で『喫茶養生記』を著したのであろうか。

栄西は建保三年（一二一五）六月五日に七十五歳で没している。それに対して将軍実朝に『喫茶養生記』の第二稿を献呈したのは建保二年（一二一四）。つまり、没する一年前に、ようやく『喫茶養生記』を世に出したのである。初治本《しょち》の成立は承元五年（一二一一）とされており、こちらを選んでも没する四年前とさほど差はない。

栄西の著作である『出家大綱《しゅっけたいこう》』が帰国した建久六年（一一九五）に書かれ、『興禅護国論《こうぜんごこくろん》』も建久九年（一一九八）に執筆されているのをみると、『喫茶養生記』の執筆がいかに遅いかが窺《うかが》える。これら二著書は、栄西がいかに禅宗に目覚め、禅宗が日本にとって大事なものかを強調した書物である。まさに栄西が最も普及せしめんとした臨済禅のためのものであり、執筆の熱意も強いものであったと考えられる。

もし、栄西にとって「喫茶」が普及させるべき重要な文化であれば、もっと早い時期に執筆し、世に出していたのではなかろうか。第二稿の献呈時期を考えると、実朝が健康で、二日酔いに苦しまなければ、へたをすると『喫茶養生記』は世に出ないまま、栄西の書庫に埋もれていた可能性もある。それほど危うい時期に世に出たことの意味を考えなければならないであろう。

しかし、偶然にしろ、『喫茶養生記』は世に出て、その後の鎌倉武士の生活文化に影響を与えたことは確かであろう。その影響力の大きさゆえに、『喫茶養生記』の存在感が独り歩きして、栄西の執筆意図までも過大評価されているのではないかという危険性が感じられる。

二、栄西の入宋

栄西の帰国後の喫茶普及活動を検討する前に、栄西が入宋中にどの程度喫茶と関わりをもったかを検証しておく。栄西の伝記として公式なものは『元亨釈書《げんこうしゃくしょ》』である。『元亨釈書』巻二は、元亨二年（一三二二）に成立しているが、今回参照するのは、慶長元年（一五九六）に写された国立公文書館本である（訓読著者）。

> 建仁寺栄西　釈栄西は明庵《みょうあん》と号し、備《び》之中州《のなかつくに》吉備津宮《きびつみや》の人なり。其の先は賀陽《かや》氏。薩州刺《さっしゅうし》史《し》貞政《さだまさ》が曾孫なり。母は田《でん》氏。懐孕《はらむこと》八月にして誕じ、母に困悩無し。永治元年四月二十日、明星の出づる時なり。（中略）
> 仁安三年夏四月、商舶に乗りて瀛海《うみ》に泛《うか》び、宋国明州《めいしゅう》界に著《つ》く。乃《すなわ》ち孝宗の乾道《けんどう》四年なり。五月に四明を発《た》ち丹丘に赴く。適《たま》ま本国の重源《ちょうげん》と遇《あ》ひ、相伴ひて台嶺《たいれい》に登る。秋九月源理《みなもとのおさむ》と共に帰楫《きしゅう》す。得る所の天台新章疏三十余部六十巻を以《もっ》て座主明雲《みょううん》に呈す、

冒頭の出生に関する奇譚《きたん》は名僧につきもので、栄西だけの特別な記述ではない。たんに永治元年（一一四一）四月二十日に生まれたというに過ぎない。

栄西の一回目の入宋は、仁安三年（一一六八）四月とある。栄西二十八歳の時である。「商船」に乗船して入宋したとあるから、博多商人の協力によったことは間違いない[3]。この時、同郷の重源と出会っている。『元亨釈書』は「相伴ひて台嶺に登る」と記すため、両者は仲良く五台山に登ったかのようであるが、栄西の意気は軒昂《けんこう》であった。『興禅護国論』未来記において、

其《そ》れ仏海禅師《ぶっかいぜんじ》は無生見諦《むしょうけんたい》の人なり。能《よ》く未来の事を識知《しきち》す。今、既に栄西、彼《かしこ》に到り、伝法して来る。其の身は不肖《ふしょう》なりと雖《いえど》も、其の事は既に相《あ》ひ当る、予《われ》を除きて誰ありや。別人は海を越えず、愚人は彼に到るとも何ぞ要せんや。智人察せよ。

とある。仏海禅師とは、瞎堂慧遠《かつどうえおん》のことで、圜悟克勤《えんごこくごん》の法嗣であり、日本の覚阿《かくあ》の師でもあった。彼は杭州の霊隠寺《りんにんじ》に住しており、「東海の上人《しょうにん》」が禅を求めて中国に来訪し、日本に禅を広めることを予言して没したとされる僧である。

栄西は、仏海禅師の予言した「東海の上人」とは、まさに自分のことであると主張する。その主張の中で、自分以外の誰が海を渡ってまで禅を求めてやってくるであろうか。また、たとえ

やってきたとしても、「愚人」であれば、なんの役にも立たない、と言い切るのである。栄西に言わせると、宋に来訪しても禅宗を日本に広めなかった僧侶は「愚人」ということになる。この「愚人」の中には重源も含まれてくる。もちろん名指しではないし、重源を意識しての発言ではないであろうが、栄西の放胆な一面が垣間見られる。

栄西入宋の目的

そもそも栄西はなんのために入宋したのであろうか。『元亨釈書』には、

> 平氏凋極《ちょうきょく》す、侍郎《じろう》尋ねて亦卒《またそっ》す、遂に三年夏を以て、重ねて宋域に入る、（中略）初め戊子（仁安三年）に行く、明州広慧寺《こうけいじ》の知賓《ちひん》の者、問ひて曰《いわ》く、「子の国に禅有るや」と。対《こた》へて曰く、「我が邦《くに》の台教の始祖伝教大師、三宗を伝え帰る、方今、台密《たいみつ》正に熾《さか》んなり。禅は滅して久し。西は承乏《しょうぼう》の者なり。祖意《そい》の不全なるを恨む。故に航海して来たり、禅門の欠を補《おぎな》はんと欲せん。」

と、最澄が三宗を伝えて以来、禅宗は消滅しつつあるため、自分がそれを補うために渡宋したのだと書かれているが、これは、そのまま信用することができない。

『興禅護国論』巻の中に、

予《われ》、日本仁安三年戊子の春、渡海《とかい》の志《こころざし》有りて鎮西《ちんぜい》博多の津に到る。
二月、両朝の通事《つうじ》李徳昭《りとくしょう》に遇《あ》ひ、伝へ言ふを聞く、「禅宗有りて宋朝に弘《ひろ》まる」と云々。
四月、海を渡って大宋の明州に到り、初めて広慧寺の知客《しか》禅師に見《まみ》えて問うて曰く、（後略）

とあり、栄西は博多に来るまで禅宗が宋朝で盛んであることも知らなかったようである。このことより、多賀宗隼氏は、「当時の目的が本来は禅宗をめざしたものでなかったことを示している」(4)と指摘する。

この箇所だけでは言い切れない要素もあるが、続く『興禅護国論』の記述を見ると、頷《うなず》ける面が見いだせる。

時に宋の乾道四年（一一六八）戊子の歳なり。即《すなわ》ち秋に及んで帰朝す。面して安然《あんねん》の教時諍論《きょうじじょうろん》を看《よ》みて九宗の名字を知り、又智証《ちしょう》の教相同異《きょうそうどうい》を閲《えつ》して山門相承の巨細《こさい》を知り、又次《つ》いで伝教大師の仏法相承譜《ぶっぽうそうじょうふ》を見て、我が山に稟承《ひんしょう》有りしことを知る。

とあり、一回目の入宋から帰国し、改めて国内の仏典を調べて、日本にも伝教大師以来の禅宗の存在を確認している。

少なくとも、第一回目の入宋は禅宗を学ぶためではなく、むしろ宋から何をもたらすべきか、それを探りに行ったというべきであろう。そして、そこで禅宗の存在を知り、帰国してその希少性を確認し、第二回目の入宋に臨んだというべきではあるまいか。

そして、二回目の入宋の様子を『興禅護国論』は次のように記す。

即ち天台山に登って万年禅寺に憩《いこ》ふ。堂頭《どうちょう》和尚敞《しょう》禅師に投じて師とし、参禅問道《さんぜんもんどう》す。頗《すこぶ》る臨済の宗風を伝へ、四分戒《しぶかい》を誦《じゅ》し、菩薩戒《ぼさつかい》を誦し、已畢《おわ》る。

栄西はインド入国を断念した後、天台山に登り、万年寺で虚庵懐敞《きょあんかいしょう》禅師に参禅したとある。本格的な参禅は、この時が初めてであろう。

その時の様子を『元亨釈書』は、栄西の献茶体験とともに詳細に記している。

紹熙《しょうき》二年秋、庵を辞す、庵の付僧伽梨《かり》の書に曰く、日本国千光院大法師、宿《やど》るに霊骨《れいこつ》有り、(中略)乾道戊子天台に遊ぶ、山川の勝妙を見、生大いに歓喜す、石橋《しゃっきょう》に至り香を焚《た》き茶を煎じ、

佳世の五百羅漢を礼《うやま》ふ、

（中略）敞語りて曰く、菩薩戒は禅門の一大事也、汝《なんじ》航海して来《きた》り、禅を我に問ふ、因《よ》りて之を付し、応器・坐具・宝缾《ほうべい》・拄杖《しゅじょう》・白払《びゃくほつ》に及ぶ、其の図迦文巳下二十八祖達磨以来虚庵に至る、嫡嫡相承し、横枝を活けず、

紹熙二年（一一九一）秋に虚庵禅師のもとで修行を終えている。庵の付僧の記録には、第一回目の入宋の際に、栄西は天台山に登り、石橋に詣でて五百羅漢に献茶を行ったという。しかし、献茶の記事は第一回目の入宋の箇所には記されず、あえてここに記されている理由を考えねばなるまい。多賀宗隼氏は、第一回目の入宋の時に、重源と共に天台山に登り万年寺に入り、石橋を渡って「この羅漢に茶を供して供養を致した」（同書、三七頁）と素直に解釈している。しかし、第一回目の入宋の際の記事には、「相伴登台嶺」と簡潔に記すのみである。献茶は、虚庵禅師から禅宗を学んだ第二回目の入宋時に行ったことではなかろうか。それならば、献茶は中国での禅修行の締めくくりとしての行為とみられる。

そして注意を引くのは菩提樹《ぼだいじゅ》の本国輸送である。『元亨釈書』によると、

大慈寺《だいじじ》智者塔院、及び天童山千仏宝閣、建久三年、香椎宮《かしいぐう》の側に於《おい》て、建久報恩寺《けんきゅうほうおんじ》を構え

る、(中略)六年聖福寺《しょうふくじ》を筑の博多に創す、此《こ》の春、天台山の菩提樹を分けて、東大寺に栽《う》う、初め(栄)西台嶺に在り、道邃《どうすい》法師の栽えし所の菩提樹の枝を取りて商船に付し、筑紫《つくし》香椎神祠に種《う》う、建久元年なり、西以て謂《い》ふ、吾《わ》が邦に未だ此の木有らず、先ず一枝を本土に移さん、以て我が伝法中興の効を験ず、若し樹枯槁《ここう》せば、吾が道作《な》らざりき、蓋《けだ》し菩提樹は、如来成道《じょうどう》の霊木なり、

とある。建久元年(一一九〇)に道邃法師が植えた菩提樹の枝を切って、香椎宮に栽植《さいしょく》したというのである。ここで、栄西は「菩提樹は、如来成道の霊木」とまで称したとしている。この栄西が菩提樹を日本に送ったことは、後世においても喧伝されている。

たとえば、林羅山編『禅林僧伝』には、

初め師、天台に在り、道邃法師の栽《う》えし所の菩提樹の枝を取り、商船に付して謂《いわ》く、吾が邦に此の樹《き》無し、先ず一枝を移して、本土に栽えなば、我が伝法中興の効を験《げん》ずと、今に至りて繁茂せん、

とあり、「東大寺造立供養記」にも、

其の後、琅琊《ろうや》道邃和尚これを伝へ、以て天台山に種《うえ》るなり、日本の栄西上人、天台山に往《ゆ》き、万年寺に住すること五个《か》年を経る、種を以て当寺に帰るなり、帰朝の時、彼《か》の樹蘗《じゅはく》を得て、香椎宮に種えて建久元年也、彼の樹を伝ふ、

とあって、菩提樹の請来は、後世の人々にも意識されている。菩提樹は、釈迦がその下で悟りを開いたとされる樹木であるから、仏教にとってその重要度は敢えて説く必要のないほど高いものである。栄西としては、インド行きが不可能になった以上、釈迦のシンボリックな存在である菩提樹を日本にもたらすことで、インド行きに代えようという意図があったのかもしれない。

三、茶の請来

ところが、栄西による茶樹の日本への移送記事は存在しない。

栄西に関する「延宝伝灯録《えんぽうでんとうろく》」「正法眼蔵随聞記《しょうほうげんぞうずいもんき》」「雑談集」「空華日工集《くうげにっくしゅう》」「出家大綱」「霊松一枝《れいしょういっし》」「法観雑記」「本朝高僧伝」「扶桑禅林僧宝伝」「永平広録」「幻雲疏藁」「東海一漚集《とうかいいちおうしゅう》」「顕令和尚住東山建仁禅寺語録」といった僧伝記録には、栄西の茶将来記事はまったく見当たらない。

では、栄西が宋より茶(樹)をもたらしたという伝承は、どこから発生したのであろうか。最も早い頃の史料として、『栂尾明恵上人伝記《とがのおみょうえしょうにんでんき》』(明徳三年〈一三九二〉頃成立か)があげられる。それには、

建仁寺の長老より茶を進《しん》せられけるを、医師に是《これ》を問ひ給ふに、茶は困を遣《や》り、食気を消して快からしむる徳あり。然れども本朝に普《あまね》からざる由《よし》申しければ、其の実を尋ねて両三本植ゑ初められけり。誠に眠りをさまし、気をはらす徳あれば、衆僧にも服せしめられき、或る人語り伝へて云はく、「建仁寺の僧正御房、大唐国より持ちて渡り給ひける茶の子を進せられけるを、植ゑそだてられける」と云々。

とあり、栄西が茶の種を持ち帰ったことが記されている。
ついで、恵命院宣守《えみょういんせんしゅ》著「海人藻芥《あまのもくず》」(応永二十七年・一四二〇)にも、

茶ハ自上古《じょうこ》我朝にあり、葉上僧正《ようじょうそうじょう》入唐の時、重《かさ》ねて茶の種《たね》を被渡《わたせられ》、栂尾明恵上人翫之とあれバ再び渡りたること明なり、

栄西が入宋の際に、茶の種をもたらしたことが書かれている。最も、「海人藻芥」では、茶が

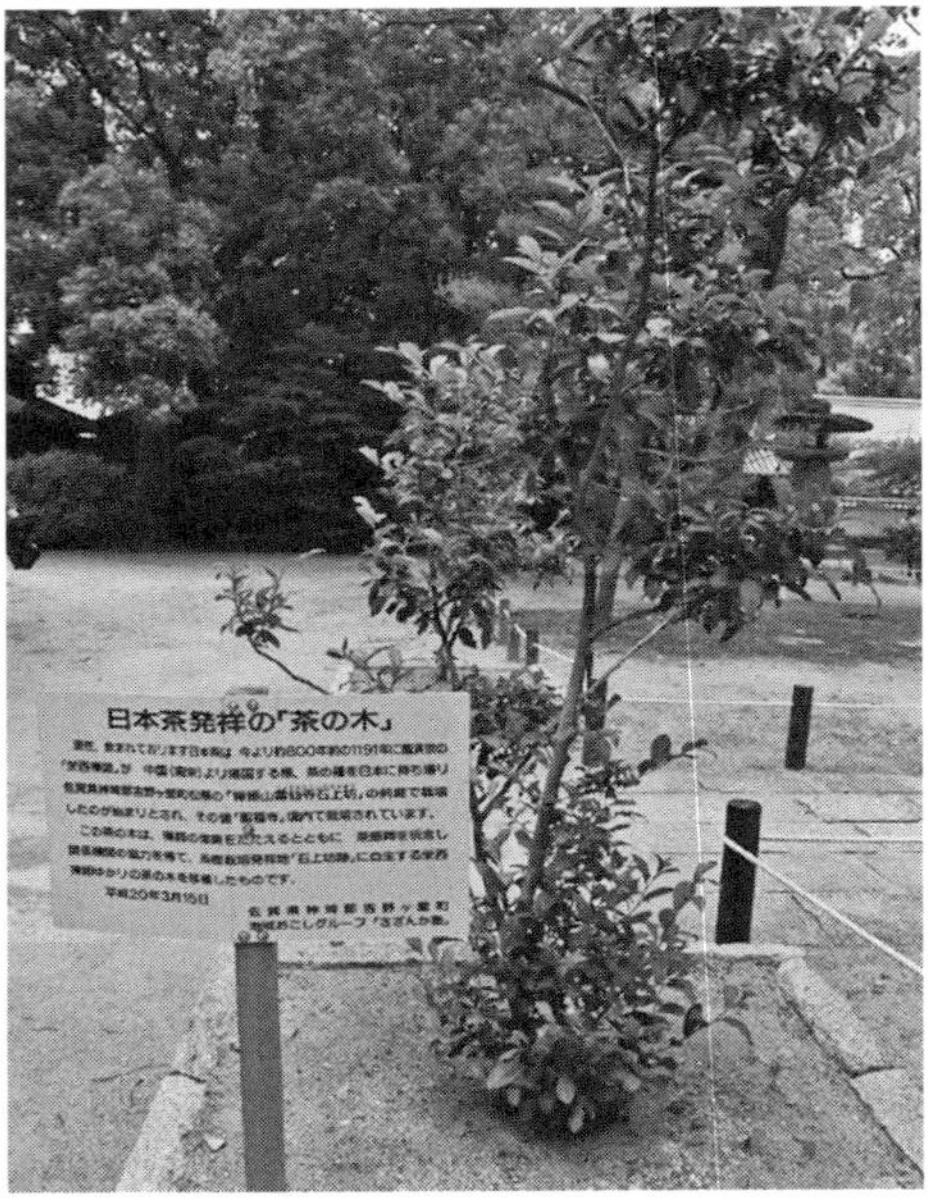

聖福寺の栄西将来と伝える茶樹（筆者撮影）

日本でも上古以来存在したことも指摘している。そのうえで、栄西の将来は「重ねて」のできごとという位置づけである。

　つまり、十四世紀～十五世紀頃に、栄西が宋より茶をもたらした、あるいは再来させたという伝承が成立している。

　そして、江戸時代になると、栄西の茶将来説は、ほぼ定説となっていく。

A「千光祖師年譜」（十七～十九世紀成立）

順徳《じゅんとく》帝建暦元年辛未、師七十一歳、春正月撰喫茶養生記、［割注略］初東帰時、携茶種来、植筑前《ちくぜん》州背振山《せぶりやま》、後与其種於明恵上人、植之栂尾、

B「本寺開山千光祖師碑銘」

按筑後《ちくご》州千光禅寺記、祖師仁安三年戊子夏入宋域秋乃帰、其後居肥前州《ひぜんのくに》背振之山、其誌曰、祖師中興宗教建坊曰葉上、名聞四方、嘗得宋域茶子持還投背振山、石上《いわかみ》種之庵験其土宣何如也、茶子《ちゃのみ》一夜而生根芽、祖師知其為瑞草、然而後継以植之山中名園曰石上伝（後略）

宝暦十四年歳次甲申夏六月日　肥前州甘露元皓大潮謹撰奉敕永平当寺十九代耕雲立石

C黒川道祐著『雍州府志《ようしゅうふし》』（貞享元年〈一六八四〉成立）

中世建仁寺開祖千光国師栄西、入宋得茶、而帰本朝、治源実朝公之余醺《よくん》、明恵上人種茶実於栂尾、其所種之深瀬等園名、至今存矣、曾来朝僧清拙正澄《せいせつしょうちょう》、興夢窓独芳、遊栂尾之詩中、称栂尾為茶山、

D盤察《はんさつ》著『除睡抄』（享保六年〈一七二一〉成立）

或抄云、建仁寺開山千光国師、栂尾明恵上人、同船入唐、同時帰朝、茶種将来、筑前国《ちくぜんのくに》背振山植之、号岩上茶、上人移之栂尾、又移宇治云々、

A～Dの記述は、同工異曲で、栄西が宋より茶をもたらし、それを明恵に与えて、栂尾の茶

が成立したことを伝えている。十四世紀末成立の『栂尾明恵上人伝記』の記載をもとに、十七世紀以降、栄西茶将来伝説が喧伝されるようになったことがわかる。

逆に、栄西存命中、あるいは栄西没後それほど時間をおいていない時期には、栄西茶将来伝説は存在しなかったことを意味する。

ここに、興味深い史料がある。夢窓《むそう》国師『夢中問答』中巻五七〈康永三年〈一三四四〉刊行〉「万事を放下せよと勧むる旨」の記述である。そこには、

唐人のつねの習ひにて、皆茶を愛することは食を消し気を散ずる養生のためなり。薬も皆一服の分量定まれり、過分なる時は亦たゝりをなす。この故に茶をものみすごすをば医書にこれを制したり。昔盧同《ろどう》、陸羽等が茶をこのみけるは、困睡をさまし蒙気《もうき》を散じて、学をたしなまんためなりと申し伝へたり。我が朝の栂尾の上人、建仁の開山《かいさん》、茶を愛し玉ひけるは、蒙を散じねぶりをさまして、道行の資《たすけ》となし玉はんためなりき。今時世間にけしからず茶をもてなさるゝやうを見れば、養生の分にもなるべからず。

とある。夢窓国師は、明らかに茶の覚醒《かくせい》作用、養生効果を知っており、中国の盧仝《ろどう》・陸羽に関する知識もある。それでいて、栄西の『喫茶養生記』には触れていないし、栄西・明恵が茶を愛好

したことは述べつつも、栄西が茶を将来したことについてはなんら記載がない。

このことより、康永三年（一三四四）段階では、まだ、栄西茶将来伝承が成立していないとみることができる。そして、もっと重要なことは、栄西の『喫茶養生記』の冒頭部分と同じ茶の薬効に触れながら、『喫茶養生記』の名前が登場しないことである。もちろん陸羽の『茶経』も書名は登場していない。しかし、夢窓は建仁寺の無隠円範《むいんえんぱん》に参禅して臨済禅を学んでいる。栄西の『喫茶養生記』の存在を知っていれば、それを記さないはずがない。

とすると、夢窓にすら、栄西の『喫茶養生記』は知られていない存在であったとも考えられる。そこで、あらためて気づくのが、A～Dの江戸時代の栄西伝にも『喫茶養生記』執筆のことが記されていないことである。

栄西が『喫茶養生記』を著したことは『吾妻鏡』の記事や写本の存在から事実であることは疑いない。しかし、夢窓が、その存在を知らない状況を見ると、『吾妻鏡』にあるように、「茶徳《ちゃどく》を誉《ほ》むる書」は実朝に献呈されたまま、世に出なかった可能性が考えられる。もちろん実朝に献呈されたのは再治本で初治本は栄西の手元にあったであろうが、あくまで草稿本として世に出ることはなかったのではなかろうか。

『喫茶養生記』が世間に流布していなかったことを示す鎌倉時代の史料がある。それは無住道《むじゅうどう》暁《ぎょう》が弘安六年（一二八三）に編んだ仏教説話集『沙石集《しゃせきしゅう》』である。

『沙石集』巻十ノ三「建仁寺の本願僧正の事」に描かれた栄西像は次の通りである。

故建仁寺の本願僧正、戒律《かいりつ》を学し威儀《いぎ》を守り、天台真言《しんごん》禅門いづれも学し行じ給ひ、念仏をも人にすすめられけり。（中略）いまだ葉上房の阿闍梨《あじゃり》と申しける時、宋朝に渡りて、如法の衣鉢《いはつ》を受け仏法を伝ふ。帰朝の後、寺を建立の志御坐《おわしま》しけるに、天下に大風吹いて損亡の事ありけり。（中略）建仁寺を立てられけり。鎌倉に寿福寺、鎮西に聖福寺なんど、創草禅院の始也。然れども国の風儀に背かずして、教門をひかへて、戒律天台真言なんど相兼ねて、一向の唐様《とうよう》を行ぜられず。時を待つ故にや。（中略）我滅後五十年に、禅法興すべき由記しおき給へり。興禅護国論といふ文を作り給へり。其中に有り。はたして相州禅門建長寺を立て、大覚禅師叢林《そうりん》の軌則、宋朝をうつしおこなひはじめらる。滅後五十年にあたる。

とある。ここには、栄西がいかに禅宗を日本に根付かせるために苦労したかが述べられている。そして、栄西が禅宗を広めるために『興禅護国論』を著したことまで記述されている。ところが、栄西が宋から茶を将来したことも、『喫茶養生記』を著したことも記録されていない。では、無住は茶に無関心な人物であったかというとそうではない。『沙石集』巻八ノ十六「先世房の事」を見ると、まさに僧と茶のことが書かれている。「或牛飼、僧の茶のむ所にのぞみて云はく、あれは何なる御薬にて候やらん」という問いかけから始まる。僧の答えは「これは三の徳ある薬なり」とあって、覚醒、消化、性欲減退の三つの効能が説かれる。話の落ちは、僧が得々と話した効能が、かえって牛飼いには迷惑な薬効に聞こえ、そんなお茶なら不要となる。「世間には失と思へる事、仏法に入りて得なることあり。都《すべ》て徳失は相習ふ事也」となる。

この説話を読む限りにおいて、無住は茶の薬効を熟知している。しかも、茶の効能を詳しく知る者は僧侶であるという立場で説話を編んでいる。もし、無住に茶は栄西によって宋より将来されたという情報があり、栄西が『喫茶養生記』なる書物を書いていることの情報があれば、そのことを記したであろう。しかるに、『沙石集』にそのような記述がないことは、無住には栄西茶将来伝承が情報としてなく、『喫茶養生記』の存在も知らなかったことを意味する。

四、帰朝後の栄西

建久二年（一一九一）七月に帰国した栄西は、九州に地盤を築く。八月には肥前国高来郡《ひぜんのくにたかきぐん》に宝月山福慧光寺を建て、日向国《ひゅうがのくに》白髪嶽に拘留孫寺《くるそんじ》を建て、翌年正月に筑前国に建久報恩寺を建て、翌々年には筑後国に千光寺を建てている。

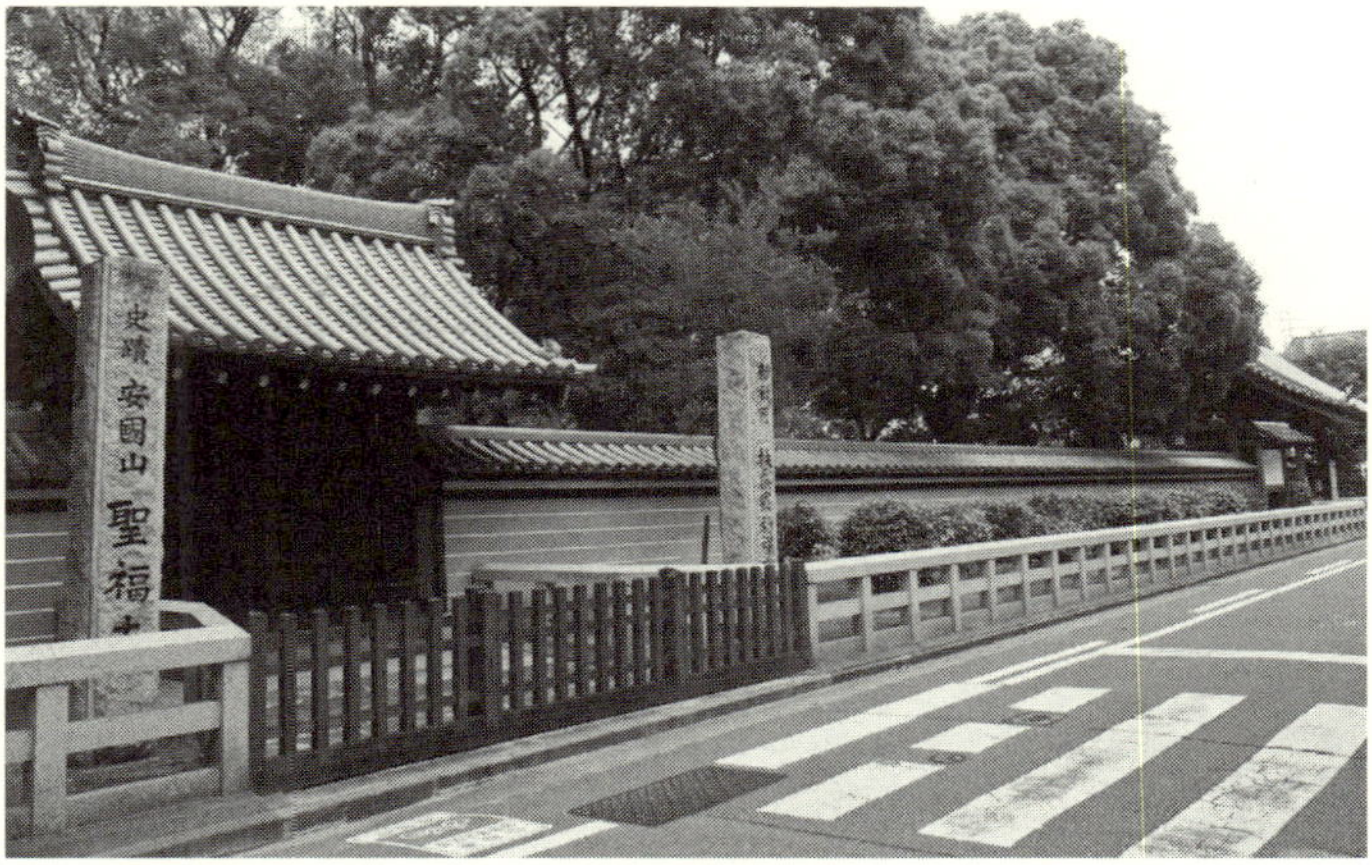

博多聖福寺（筆者撮影）

そうして帰国後四年目にようやく京都に禅院を建立しようとするが、叡山の僧侶たちに妨害されて、建立は夢と終わった。失意のまま博多に戻り、建久六年に聖福寺を建立している。同九年に『興禅護国論』を撰し、翌正治元年に鎌倉に下っている。これらの経緯については、『興禅護国論』等に詳しい。『興禅護国論』巻上によると、

智証大師の表《ひょう》に云《いわ》く、
慈覚《じかく》大師在唐の日、発願《ほつがん》して曰く、吾れ遥かに蒼波を渉《わた》って遠く白法《びゃくほう》を求む。儻《も》し本朝に帰ることを得ば、かならず禅院を建立せんと。その意、専ら国家を護《ご》し群生を利せんがための故なりと云々。愚《われ》もまた弘めんと欲するものは、けだしこれその聖行《せいぎょう》に従ふなり。
仍《よ》つて鎮護国家門を立す。

とあり、もともとは禅宗を目指して入宋したのではないにもかかわらず、二度目の帰朝以後は、栄西の方針は一貫しており、それは禅宗を日本に広めることにあった。九州にいくつもの寺院を建立したのも、禅宗の基盤を日本に根付かせるためであったといえよう。

栄西の真意がどこにあったかはわからない。

しかし、権門体制に支配された仏教界に新風を起こすためには、当時、宋で最も盛んであった禅宗を日本に持ち込むことが必要であると考え、さらに自分がその先駆者となることを目指していたことは間違いない。

栄西が京都においては、天台・真言・禅宗の三宗兼学の立場を取ったのも、旧仏教の勢力の大きさ、抵抗力の大きさを十分知っていたからにほかならない。そして、彼が鎌倉を目指したのも、武士がこれからの時代の主役となっていくことを肌で感じていたからにほかならない。武士が主流となる世界はどのような世界か。それは、一所懸命のためには武力を厭《いと》わない者たちの世界である。つまりは、教学的でも、人道的でもなく、精神的修養を実践することで克己心を鍛える宗教が求められる世界であった。

栄西は、天台的な世界も、真言的な世界も否定するつもりはなかった。しかし、今の世に必要とされる教義は禅であると悟ったのであろう。三宗兼学はたんなる便法ではなく、自分が日本で学んできたものと、新たに宋で学んだもの、それらをすべて肯定したところに発した姿勢であったと思われる。

しかし、禅宗を日本に根付かせることは容易ではなかった。

栄西は、帰国後の後半生を寺院の建立と禅宗の普及に費《つい》やした。

多くの先学は、栄西の『喫茶養生記』執筆を、帰国後の活動と一連のものとして見なしている。たとえば、森鹿三氏は、

彼はその両度の入宋によつて、かの地における喫茶の風習とその効用をつぶさに体験し、また中国文献でそれを裏付け、当時この風習の途絶えていたわが国に、この風をひろめるべきことを痛感し、改めて茶実を将来したのであるが、その後つとめて各地に茶樹を移栽しつつ製茶・飲茶の方法を伝授し、現在見る如き茶の日常化の基礎を定置したのである。この体験と知識が凝つて出来上がつたのが喫茶養生記（後略）

と位置付ける。(5)

栄西が中国で喫茶文化に触れたことも、禅院において飲茶を経験したことも、おそらくは間違いあるまい。しかし、禅宗を日本に伝えて広めるために、喫茶の風を「ひろめるべきことを痛感」したとするのは、根拠のない推測である。さらに、「各地に茶樹を移栽しつつ製茶・飲茶の方法

を伝授」したとするのは、森氏の想像以外のなにものでもない。

ところが、この森氏の想像は研究者の中で受け継がれていく。たとえば、林屋辰三郎氏は、『図録茶道史』[6]の中で、

栄西のもたらした茶の普及は、このような栄西の行業に奇しくも一致するものであった。先ずその茶種は、栄西が肥前平戸島の葦浦に着岸したので、直ちに肥筑の国境にまたがる背振山の南麓、肥前国霊仙寺の西ケ谷及び石上坊の前苑にまかれたが、石の間から発芽してたちまち一山に繁茂したという。（中略）その後栄西の北九州における伝道がはじまり、建久五年博多において聖福寺を開創すると、同地にも茶を移し植えたのである。

と述べる。林屋氏は『喫茶養生記』と喫茶文化の普及について直接的な因果関係は述べていないが、森氏の見解を下敷きにしていることは明白である。

しかし、栄西が帰国後、茶樹の栽培に熱心で、かつ喫茶の普及にも意を注いでいたならば、建保二年（一二一四）に実朝が二日酔いで苦しんだ際に、栄西の手を煩わせなくとも、実朝自ら茶を喫するか、あるいは周囲の者が茶を飲ませていたのではなかろうか。そうした様子がないところ、そして、栄西が好機として『喫茶養生記』を実朝に献呈したことを勘案すると、それまで

栄西が喫茶の風習を広めていたとは考えがたいといわざるをえない。

このことについて、古田紹欽氏の次の指摘は重要である。[7]

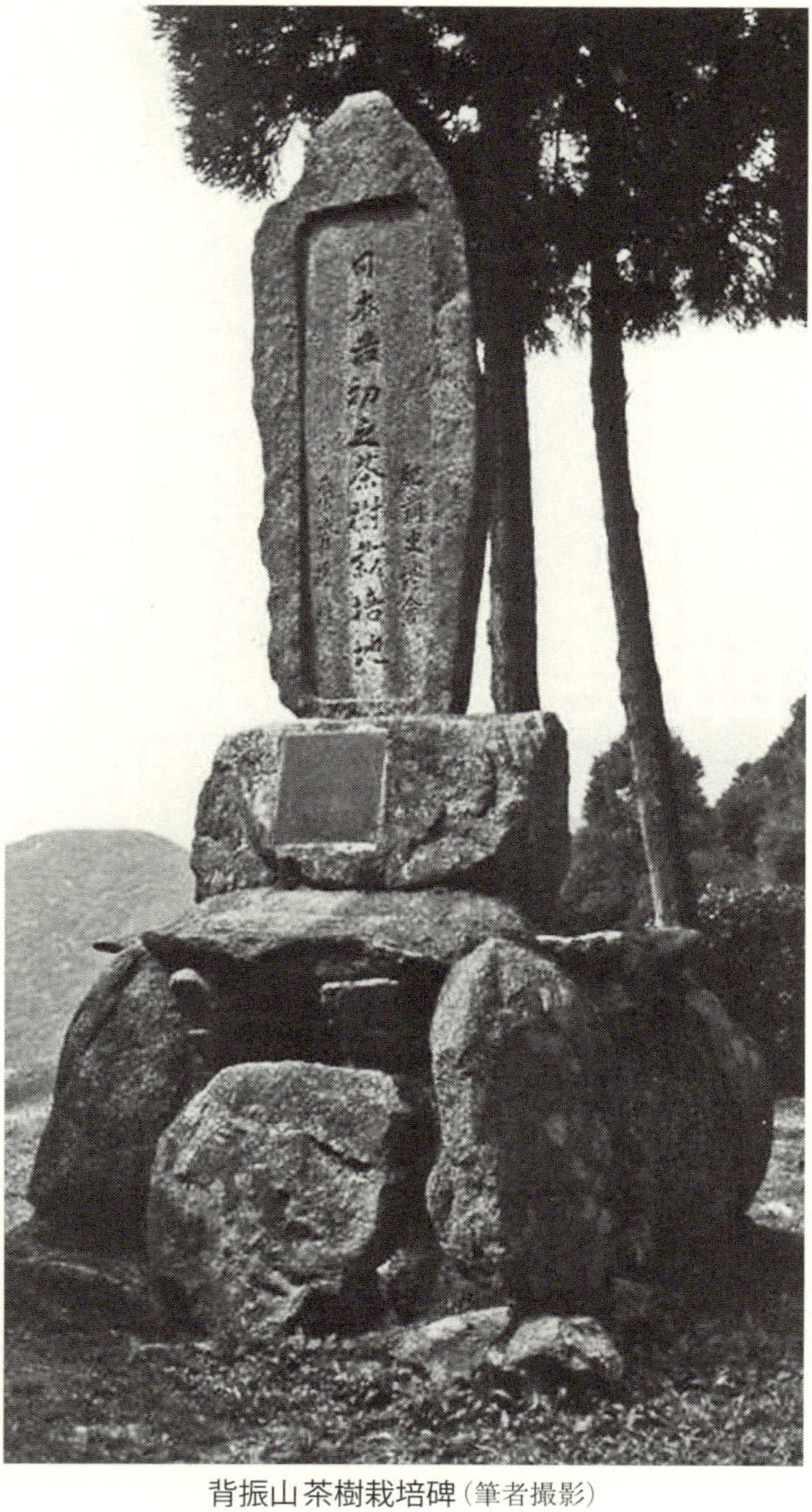

背振山茶樹栽培碑（筆者撮影）

茶と禅との結びつきを、栄西は入宋して確かに知ったであろうが、肝心の禅そのものの教えが、まだ容易に受け容れられない事情にあったことから、栄西は禅院における茶礼というにはまだその時期ではないと見、喫茶による養生をまず説くことによって、茶のもつ意味をまず明らかにし、時機の熟するのを待ったものと考えられる。

古田氏の指摘するように、栄西が帰国した時点では、禅宗はまだ受け入れられない状況であった。禅宗が受け入れられないのに、禅院の喫茶もなにもあったものではない。禅院の喫茶は、あくまで清規《しんぎ》に則《のっと》ったものにすぎない。それが最初から存在することはありえないのである。また、宋朝に流行していた喫茶の風習は、あくまで生活文化であり、宗教文化ではない。生活文化であるならば、僧侶である栄西でなくとも、日宋間を行き来する商人たちが広めてもなんら問題ない。というよりは、その方が自然である。

ここで、『喫茶養生記』巻上、六「明茶調様」の文章を思い出してもらいたい。

> 已上、末世養生の法、斯《か》くの如《ごと》し。抑《そもそも》我が国の人、茶を採《と》る法を知らず。故に之《これ》を用ひず。反つて之を譏《そし》つて曰く、「薬に非ず」と。是《こ》れ則ち茶徳を知らざるの致す所なり。栄西在唐《ざいとう》の日、その茶を貴重すること眼の如くなるを見る。忠臣に賜ひ、高僧に施す。古

今の義同じ。種種の語あるも具《つぶさ》に書すること能はず。唐医の語るを聞く、云く、「若《も》し茶を喫せざる人は、諸薬の効を失ひ、病を治することを得ず。心臓弱きが故なり」と。

庶幾《ねがわ》くは末代の良医、之を悉《つまびら》かにせよ。

ここに、「茶を採る法を知らず」とあるのは、栄西自身が、日本に植栽されている茶樹の存在を認めていることを意味する。存在はするものの、正しい茶の摘み方を知らないから、茶の薬効も知らずに、薬にはならないといって非難することは間違いであると論じている。そして、具体的に入宋中に宋の僧侶から見聞した茶の薬効を書き記し、心臓に効くと論じている。しかも論じる相手は僧侶ではなく、「末代の良医」とあるように、医師であった。

五、『喫茶養生記』の執筆

『喫茶養生記』は、茶の薬効を日本医師に向けて論じているが、それだけであったのであろうか。『喫茶養生記』は、実朝に献上されたように、一般人向けに書かれたもので、禅宗とはあまり関係のないものだったのであろうか。

柳田聖山氏は、『興禅護国論』について、虎関師錬《こかんしれん》が『興禅護国論』を『元亨釈書』の巻頭にとりあげるのは、栄西の禅宗伝来を権威づけようとする意図があったからだとし、宋代仏教の大勢がほとんど禅によって占められていたという背景のもと、第二次入宋以後の栄西にとって、禅宗とは要するに持戒持律の生活を意味し、栄西が確実に読んだと判る禅録は、『宗鏡録《すぎょうろく》』と『禅苑《ぜんおん》清規《しんぎ》』であると指摘する。(8)

柳田氏の指摘する通りであれば、栄西は宋朝の禅宗文化に浸ってきたわけであるから、『喫茶養生記』も大勢を占めていた宋の禅宗文化の上に成立するものと考えられる。ところが、『興禅護国論』には『禅苑清規』の引用はみられるのに、『喫茶養生記』にはその引用は見られない。これも不思議な現象である。

しかし、建久八年(一一九七)八月二十三日の日付のある「未来記」を見ると、

その仏海禅師は、無生見諦の人なり、能く未来の事を識知す。今すでに栄西、かしこに到りて伝へ来る。その身は不肖なりといへども、その事はすでに相ひ当る。予を除いて誰れぞや。好人は海を越えず、愚人は到れども何ぞ要せん。智人察せよ。彼の仏海禅師の記《き》より、予が蓬萊《ほうらい》の瀛《うみ》を超ゆるに至つて、首尾一十八年、霊記《れいき》太《はな》はだ□かな。未来を追思するに、禅宗空しく堕ちじ。予世を去るの後五十年、この宗最も興るべし。すなはち栄西みづから記す。

とあり、栄西は禅宗が盛んとなるのは、自分の死後五十年の後と予言している。禅宗を日本に広めるのは、「予を除いて誰れぞや」と余人に替えがたいことを自負しながらも、自分の死後でなければ禅宗の全盛期を迎えることはない、というのは禅宗布教の困難さを実感していたからこその予言ともいえる。

翌建久九年に『興禅護国論』を撰し、二年後の正治二年（一二〇〇）に『出家大綱』を再治している。しかし、実は『出家大綱』は、帰国の二年前の文治五年（一一八九）に草しており、意気込みとしては、『興禅護国論』よりもこちらの方がストレートに表出しているといえよう。

この『出家大綱』は、中尾良信氏の「解説」(9)によると、「扶律禅法」を強調したものであり、「虚菴会下での清規に基づいた清浄な生活が、本書を著すきっかけとなっている」もので、「分量的に見ても第一門の衣・食に関する記述が多く、内容的にも詳細」である。このことは、次のような栄西の記述からも確認できる。

○夜明けに物の形が見え始めた頃から、正午までが食事をするための時間である。
○律の文に、毘舎佉鹿母《びしゃきゃろくも》が釈尊に申し上げたことによって、釈尊は朝に粥を食べることを許された。（中略）餅を食べるにしても、腹いっぱい食べてはいけない。これを「小食《しょうじき》」といい、また「小飯」という。そして昼になって食べるのを「中食《ちゅうじき》」といい、また「時食《とき》」という。

○義浄三蔵が『有部律《うぶりつ》』を訳して言われるには、比丘《びく》の五種の正食とは、飯・麦豆飯・麮・肉・餅である。
○夜が明けてから粥を食べなさい。夜に食事をしてはいけない。夜食べるのは非法である。（中略）粥を食べた後に、餅とか菓子を食べてもよいが、満腹するほど食べてはいけない。
○昼になって飯を食べる作法とは、まず合掌して「十仏名」を唱える。
○食物の三徳と六つの味〔三徳六味〕を備えた食事を仏および僧に施し、生きとし生けるものにあまねく供養する。
○『四分律』に「辛い・甘い・鹹《しおから》いものは食事ではないので、すべて時間外に受けて服用すべきである」とある。「みかん類の皮・朴《ほお》・狼牙《みつもとそう》・甘葛《あまずら》・甘薯糖」などである。ただし甘葛は体内を清めるものであるので、これには水を添えるべきである。

などと、食事に関して、かなり詳細な記述が見受けられる。

中尾氏が指摘するように、栄西は禅宗において清規を重視し、清規の中でも衣食の戒律に注目している。食事の時間、食事の際の作法、料理以外の甘味料等についての注意まで書かれている。しかるに「茶」に関する記述はない。清規において「茶」の存在は否定しがたいにもかかわらず、栄西の『出家大綱』には「茶」に関する記述がないのである。

しかも、時間外の水について、義浄三蔵の説を、「浄瓶《じんぴん》をもって水を蓄える」と引用している。この浄瓶は四頭《よつがしら》茶礼で湯を茶碗に注ぐ際に使われる器である。浄瓶の存在を知っていて、茶の存在を知らないはずがない。とすると、栄西は、『出家大綱』執筆の段階では、喫茶を重視していなかったということになる。このことは、栄西の「喫茶」への視点を考える際にたいへん重要である。

要するに、帰国後、栄西は禅宗を広めるために清規に基づいた執筆は行ったものの、その中には喫茶への言及は見られないということである。栄西には、喫茶文化に寄与する余裕はなく、禅宗の基盤づくりに邁進《まいしん》していたと考えるべきであろう。

栄西の禅生活において喫茶は存在したであろう。栄西が『禅苑清規』を重視した修養生活を送れば、必然的に喫茶は付随してくる。しかし、それを栄西は特別なこととは感じていなかった。それゆえ、栄西は喫茶を意図的に広めようという意識を帰国直後には持っていなかった、と考えるべきであろう。

六、まとめと考察

以上のことより、次の諸点が指摘できよう。

栄西は、自分の入宋以前から日本には茶が存在していたことを存知していた。一方、宋朝に広がった禅宗文化と喫茶文化の中で、栄西は宋で飲茶に親しんでいたはずである。しかも『禅苑清規』への傾倒が見られる以上、清規に規定されている禅院内での喫茶も当然経験し、帰国後もそうした喫茶を取り入れていたはずである。

ところが、栄西が帰国した日本では、禅宗を広めるには困難な状況があった。そのため、栄西は禅宗を強調するのではなく、禅宗の良さを主張しつつも、天台・真言・禅宗の三宗兼学を建《たて》前《まえ》としなければならなかった。

それは、禅宗の普及が困難であることの端的な証拠でもある。つまり、栄西は帰国後、全身全霊をかけて、実質的な禅宗の定着に尽力せねばならなかった。

他方、栄西と茶との関係をみると、早期の栄西伝には茶将来記事がない。また、茶徳についても、栄西についても記述のある『沙石集』の栄西伝にも、喫茶との関係記事は書かれていない。栄西の茶将来説が記述されるのは、明徳三年（一三九二）頃成立した『栂尾明恵上人伝記』が最初である。つまり、栄西の死後、かなり経ってから初めて茶将来説が登場してくるのである。植物の移入という点では、栄西が強調しているのは菩提樹であった。

そして、最も重要な点は、『喫茶養生記』再治本が成立するのは、栄西が没する一年前という最晩年であることである。このことも、喫茶に関する執筆が最晩年になるまで、栄西の意識にあがってこなかったことを意味する。

しかし、建仁寺を京都に建立し、鎌倉では寿福寺で将軍家の供養を営むほどとなり、鎌倉武家の棟梁たる将軍家の信頼を得るまでに至った栄西としては、いささかの精神的余裕が生まれ、さらに自分の死後の禅宗の完成をも意識した時、清規に則った喫茶の茶礼への布石を打っておく時期がやってきたことを意識したのではなかろうか。

その際も、いきなり清規における茶礼を強調するのではなく、三宗兼学で示したような、人々の喫茶の自然な受け入れを企図し、医薬としての茶の効能から説いたのが『喫茶養生記』と考えられるのではなかろうか。

もし、そのように考えられるならば、『喫茶養生記』をこれまでのように宋代の喫茶文化を広めるための書として理解するのではなく、あくまで禅宗の清規の完成への準備の書と理解するのが正しいということになる。

註

（1）中村修也「栄西以前の茶」（谷端昭夫編『茶道学大系』第二巻、淡交社、一九九九年）。

（2）多賀宗隼『人物叢書　栄西』（吉川弘文館、一九六五年）、一七八頁。

（3）古田紹欽『栄西　喫茶養生記』（講談社学術文庫、二〇〇〇年）、一〇七頁（原本は一九八二年出版、一一六～七頁）。

（4）多賀前掲書、三五頁。
（5）森鹿三「喫茶養生記　解題」（『茶道古典全集』第二巻、淡交社、一九五八年）。
（6）林屋辰三郎『図録茶道史』（淡交社、一九八〇年）、九三頁。
（7）古田前掲書、一〇七頁。
（8）柳田聖山「栄西と『興禅護国論』の課題」（『日本思想大系16　中世禅家の思想』所収、岩波書店、一九七二年）。
（9）高橋秀栄・中尾良信訳『大乗仏典20　栄西・明恵』所収（中央公論社、一九八八年）。

『喫茶養生記』要述

程　啓坤

栄西（一一四一～一二一五）は、平安時代から鎌倉時代（中国の南宋時代に当たる）の人であり、十四歳（一一五四）で出家し、二十八歳（一一六八）の時に中国へ留学している。寧波の広恵寺や阿育王寺、天台の万年寺に赴き、約六ヶ月間、中国の仏教経典を一通り学んだ。四十七歳（一一八七）で再び中国に渡り、浙江省一帯の寺院で仏教を学び、五十一歳（一一九一）の時に帰国している。

栄西が中国にいた時期は、折しも南宋時代である。浙江省では飲茶の風習が流行し、多くの仏教寺院でも茶を飲みながら経典をとなえることが盛んに行われていた。当時の寺院において、茶は、眠気を覚まして疲労を除き、消化を助け、疾病を予防治療し、体を丈夫にするものとしてすでに共通認識をもたれていたことから、寺院での飲茶習慣はかなり普及していた。

栄西は入宋し仏教を学んだ四年余りの期間で、仏教の知識を大変豊富にしたとともに、自身も飲茶の利点を経験した。そこで帰国の際、中国の茶種および播種、製茶、飲茶、茶による養生の方法を日本に持ち帰り、日本でこれら飲茶の文化知識を普及させようと方策を講じた。それにより、一二一一年七十一歳の時に重要な歴史的意義を持つ著作『喫茶養生記』を書き終え、さらに一二一四年にこの本に若干の訂正を加えて、さらに完全なものにした。

栄西『喫茶養生記』の著作は、今から八〇〇年前の見解であるが、多くの観点は歴史的価値があるだけでなく、今日でも実質的な意義を持つ見解が少なくない。ここに、この著作のいくつかの要点について論評する。

一、茶は養生の仙薬である

栄西の『喫茶養生記』は上下二巻に分かれており、上巻の冒頭で以下のように指摘している。

茶は、養生の仙薬なり、延齢の妙術なり。山谷之を生ずれば、其の地神霊なり。人倫之を採れば、其の人長命なり。（中略）古今奇特の仙薬なり。

栄西のこの冒頭文は、茶に極めて高い評価を与え、「養生の仙薬」として称賛している。中国道教は、修練により不老長寿になることが可能となり、さらには仙人にもなれると主張する。不老長寿を得るため、様々な「仙薬」を絶えず探求する。伝えるところによれば、臨海県蓋竹山と天台山の茶はかつて三国時代の道教の祖である葛玄によって「仙薬」とみなされており、葛玄の後裔である晋の葛洪は『抱朴子』で以下のように述べている。「臨海蓋竹山に仙翁の茶圃有り、旧《いにし》えより伝うるに葛玄茗を此に植う」。また、天台山華頂帰雲洞の前にも「葛仙茶圃」がある。栄西は中国に留学していた際、天台山万年寺で伝法を学ぶとともに、ここで「羅漢供茶」の考察を行ったことで、茶が「養生の仙薬」であり、人々が茶をいつも飲むことが長寿に有益であると考えるようになった。現代の科学研究により、茶葉には豊富な栄養成分と薬効成分があり、常に茶を飲むことが免疫機能の増加、病気の予防と治療、丈夫な体づくり、抗老化、健康長寿という目的に有益であることが証明されている。

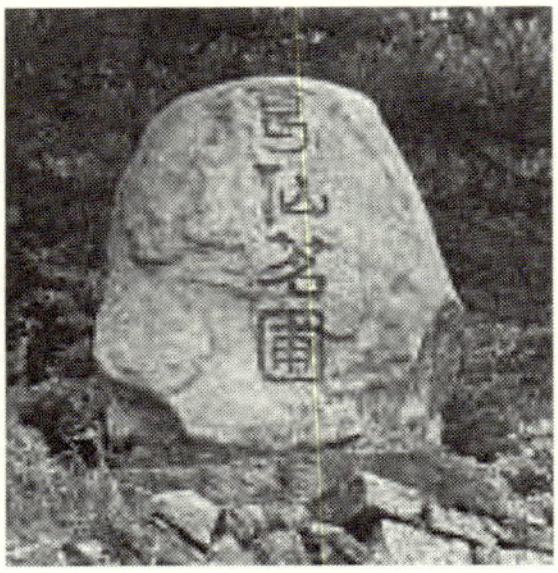

天台山の葛仙茶圃（筆者撮影）
三国時代の著名な道士である葛玄が作ったと伝わる茶園

二、茶は心臓を強くできる

栄西は次のように指摘する。

伏して惟《おも》んみれば天万象を造るに、人を造るを以て貴しと為すなり、人一期を保つに、命を守るを以て賢と為すなり。其の一期を保つの源は養生に在り、其の示養生の術を示せば、五蔵を安んず可し。五蔵の中、心蔵を王と為すか。心蔵を建立するの方、茶を喫する是れ妙術なり。

栄西はここで、人の一生は、生命を守ることが最も重要であり、生命を守る根本は養生であって、養生によってのみ五臓を安定させることができると指摘する。五臓のうち、心臓が最も重要であり、よく茶を飲むことは心臓を健全にするのに最も良い方法である。現在でも、これは非常に理にかなっているとされる。現代の科学研究により、茶葉に含まれる茶ポリフェノールが血中脂肪を低下させ、血圧を安定させ、血管を軟化し、アテローム性動脈硬化を防ぐことから、心臓の血管を保護する効果があると証明されている。したがって、よく茶を飲む人は、心臓が比較的健康である。

三、苦味は心臓に効く

栄西は五蔵和合門で次のように指摘する。

肝蔵は酸味を好み、肺蔵は辛味を好み、心蔵は苦味を好み、脾蔵は甘味を好み、腎蔵は鹹味を好む。（中略）此の五蔵は味を受くること同じからず、好味多く入れば、則ち其の蔵強し。（中略）日本国は不苦味を食わざるか、但だ大国〔中国を指す〕独り茶を喫す、故に心蔵病無く、亦た長命なり。我が国〔日本を指す〕多く病痩の人有り、是れ茶を喫せざるの致す所なり。若し人心神快からざれば、爾時必ず茶を喫す可し、心蔵を調え、万病を除愈す。

栄西の臓器と味に関する上述の考えは、時代による限界がいくらかあるが、苦味成分が心臓の健康に有益であるという考えは、ほぼ理にかなっている。現代の食品科学においても、多くの苦い食べ物が心臓の血管や心臓の健康を保護することに有益であると考える。たとえばゴーヤや苦丁茶、緑茶は、すべて苦味と渋みを含んだ食べ物であり、それらの人体に対する効能の共通点は、すべてが血中脂肪の低下や動脈硬化の防止に役立ち、心臓の健康に有益であるということである。

四、茶は熱をとり解毒することができる

栄西は『喫茶養生記』の中で、多くの中国古代の茶に関する書籍を引用しており、そのうち『広

州記』を引いた後に、中国では北部の人が南部の広州に来た場合、多くは熱瘴《ねっしょう》が原因で病気に罹りやすくなったという事実が紹介されている。そこで広州の人はいつも広州を訪ねてきた北部の人に、食後たくさん茶を飲むように勧めたとも述べられる。

唐・陳蔵器『本草拾遺』、明・李時珍『本草綱目』のいずれにも、茶は「熱気を破り、瘴気を除く」ことができるという論述がある。したがって、栄西のこの考えにも道理があり、食後に茶を飲むことは消化を助けるだけでなく、さらに熱の除去や解毒、免疫力向上の効果があり、いつもお茶を飲む人は病気に罹りにくく、強い体を作るのに役立つのである。

五、茶には多くの効能がある

栄西は様々な書物を読んでおり、「茶の効能」の一節の中で、中国の古書『呉興記』『宋録』『広雅』『博物志』『神農食経』『本草』『食論』『壺居士食忌』『新録』『桐君録』『荈賦』『登成都楼詩』『本草拾遺』『天台山記』『白氏六帖・茶部』『白氏文集』の「首夏病間」などを引用した。こうして茶の多くの効果を豊富に紹介し、酔いを覚ます、眠気をとる、力を出す、気分を明るくする、瘻瘡《ろうそう》を防ぐ、尿利をよくする、消化を助ける、思考を高める、身を軽くする、脚気を防ぐ、疲れと眠気を除く、疫病を除く、視力を回復させる、熱瘴を除く、酒毒を解くなどの十六種類あまりの効能を挙げている。

中国の伝統的医学は、薬食同源という発想に立っており、多くの古書がこれらの茶の効能を挙げるのも、この観点が基となっている。飲茶のこれらの効能は、大部分が現代科学によって実証されており、そのすべてが茶に含まれる多くの栄養成分と薬効成分の作用または相互作用の結果である。茶葉に含まれるカフェインは、思考を高める、気分を明るくする、心臓を強くする、尿利に良い、脂肪を除去する、眠気を取るなどの効能があり、茶ポリフェノールには、滅菌、ウイルスの除去、疫病の予防、脂肪の除去、喉の渇きを取る、酒毒を除く、消化を助けるなどの効能があり、テアニンには、志を高める、脂肪を除去する、身を軽くする、思考を高める、免疫になるなどの効能があり、茶多糖類には、免疫をつけ、喉の渇きを取るなどの効能があり、セルロース、クロロフィルには、消化を助けるなどの効能があり、多種のビタミンとミネラルには、栄養をつける、病気を予防するなどの効能がある。

六、南宋時代の茶摘み

栄西は南宋時代に皇帝の茶園で茶摘みの情景を見て学び、「茶を採る時節」の章と「茶を採る様」の章では、以下のように記載している。

茶、美名して早春と云い、又た芽茗と云うは、此の儀なり。宋朝に茶を採る作法は、内裏の後園に茶園有り、元三の内に、下人を集めて茶園の中に入れ、言語高声にして、徘徊往来せしむ。則ち次の日、茶一分二分萌ゆ。銀の鑷子を以て之を採りて、後に蠟茶を作る、一匙の値千貫に及ぶ。

この一段の記述は、栄西が南宋の皇宮に来た際、皇宮の裏庭に茶園があることを知った可能性があること、また、茶の芽が出る前に、使用人を茶園に集め、声高に叫ばせながら行ったり来たりさせていたことを説明している。おそらく古書に記載されている「喊山」と同様、「茶よ、芽を出せ！」と声高に叫んでいたことを示す。喊山の後、二日目から、茶の芽が次第に芽生え始める。その後、銀製の毛抜きで茶の芽を採り、蒸してから、すりつぶして、蠟面の餅茶に圧して成形する。これらの餅茶は、千金の価値がある。これは実際、宋代における団餅貢茶の摘み採りと製造に関する事実描写である。

七、南宋時代における散茶の摘み採りと製造

栄西は「茶を調える様」の章で以下のように記述している。

宋朝にて茶を焙る様を見るに、則ち朝に採りて、即ち蒸し、即ち之を焙る。懈倦怠慢の者は、為す可からざる事なり。焙棚には紙を敷き、紙の焦げざる様に火を誘い、工夫してこれを焙る、緩ならず急ならず、竟夜眠らずして、夜の内に焙り畢る可きなり。即ち良き瓶に盛り、竹葉を以て堅く瓶の口を封じ、風をして内に入らしめざれば、則ち年歳を経ても損なわれず。

栄西はこの一段で南宋の散茶（芽茶）を焙る製造法に関して、相当詳細に記述している。つまり、すぐに摘み採り、すぐに蒸し、すぐに焙り、怠けてはならず、完成するまでは夜になっても加工する。茶を焙る棚の上にはまず紙を敷き、紙の上に茶葉を薄く広げて焙り、火の温度は高すぎてはならず、紙が焦げない温度とする。ゆっくりと焙って、乾いた後、すぐに瓶の中に入れ、竹の葉（くまざさの葉）で瓶の口を密閉し、空気が漏れない状況で、約一年保存しても、品質が落ちることはない、というのである。

栄西のこの記述は実際のところ、長興、宜興一帯の、後には杭州一帯に伝わった、岕茶《かい》の製造方法である。明・許次紓『茶疏』に、「岕の茶は炒めず、甑《こしき》中で蒸熟し、然る後に烘焙す」とあり、明・高元濬『茶乗』に、「惟《た》だ羅岕は宜しく焙るべし、古に此の法有りと雖も、未だ概ね他の茗に施す可からず」とある。これら蒸青した後に焙る製茶法は、その他の地方ではあまり利用されていなかったことが分かる。

栄西が当時見た散茶の収蔵法は、竹の葉で口を閉じて瓶詰めする方法である。明・朱権『茶譜』に、「茶は宜しく蒻（箬）葉もて収むべく、温燥を喜びて湿冷を忌み、焙中に入る。（中略）焙に入れざるは、宜しく蒻籠《じゃくろう》を以て之を密封し、盛りて高処に置く」とある。

以上の栄西の記述から、南宋時代における散茶の製造方法は、細く若い芽や葉を採り、蒸し桶に入れて蒸気で殺青し、その後紙を敷いた焙棚に載せて弱火で焙乾し、焙乾した後に瓶詰めして、クマザサの葉で口を閉じて密閉して貯蔵する、というものであると分かる。

栄西はこのように南宋における散茶の製造方法を詳細に記述している。これは南宋の茶の製造に関する文献をよく補っているだけではなく、現代の茶の製造にも参考として供することができる。歴史的意義があることに加え、実質的な意義も持つのである。

八、「茶徳」の提唱

栄西は『喫茶養生記』の上巻末尾の段落で以下のように述べている。

已上末世養生の法斯くの如し。抑も我が国の人は茶を採る法を知らず、故に之を用いず、還って譏《そし》って曰く「薬に非ず、云云」と。是れ則ち茶徳の知らざるの致す所なり。栄西在唐の昔、茶を貴重とすること眼の如くなるを見る、種種の語有りて、具さに注すること能わず。忠臣に給い、高僧に施す、古今の儀同じ。唐医云う「若し茶を喫せざる人は、諸薬の効を失い、痾を治すことを得ず、心蔵弱きが故なり」と。庶幾くは末代の良医之を悉らかにせよ。

栄西はここで、当時の日本人に飲茶は普及しておらず、茶は薬ではないと考える人がいたことを指摘している。栄西はこれを人々が「茶徳」を知らないためだと考える。ここで栄西は「茶徳」に言及している。中国唐代の劉貞亮によれば、茶には「十徳」がある、とする。すなわち、次の通りである。

茶を以て鬱気を散じ、茶を以て眠気を駆り、茶を以て生気を養い、茶を以て病気を除き、茶を以て礼仁を利し、茶を以て敬意を表し、茶を以て滋味を嘗め、茶を以て身体を養い、茶を以て道を行う可く、茶を以て志を雅す可し。

栄西は飲茶を養生の術とみなすだけではなく、修身の道と考えた。日本の高僧明恵上人(一一七三〜一二三二)は当時、中国・劉貞亮と日本・栄西の「茶徳」に関する思想の影響を受けた可能性があり、彼も「茶には十徳がある」と提唱していた。十徳とは、すなわち、諸天加護、父母孝養、悪魔降伏、睡眠自除、五臓調利、無病息災、朋友和合、正心修身、煩悩消滅、臨終不乱である。これにより、栄西が日本に「茶徳」を提唱しようと考えていたこと、喫茶養生の提唱はこの上なく正確なものであったことも証明している。

九、喫茶養生

栄西『喫茶養生記』下巻では、多くの内容が「桑療法」、つまり、いかに桑枝、桑の葉、桑の実を利用して、病気の予防と治療をするかを紹介している。しかし同時に高良薑や五香、茶を服用することも提唱している。「喫茶法」の一節では、以下のように提起している。

酒を飲むの次、必ず茶を喫するは、食を消すなり。飲を引くの時は、唯茶を喫し桑湯を飲む可し、他の湯を飲む勿《なか》れ。桑湯、茶湯を飲まざれば、則ち種種の病を生ず。茶の功能は上に記し畢わんぬ。此の茶諸天嗜愛す、故に天等に供う。

さらに『本草拾遺』を引用して、茶は「渇きを止め疾を除く云々」と言っている。そのため、栄西は以下のように述べる。

貴きかな茶や、上は諸天の境界に通じ、下は人倫を資《たす》く。諸薬は各一種の病の薬と為るも、茶は能く万病の薬と為る。

栄西はここで、体力と養生に関する「喫茶法」を提起し、茶を飲まなければ様々な病気を生む結果になるとさえ考える。あわせて唐代・陳蔵器『本草拾遺』の飲茶による疾病除去に関する論述を引用している。同時に栄西自身の観点を以下のようにまとめている。

諸薬は一種の病の薬為り、茶は万病の薬為り。

周知のとおり、栄養不足、免疫力の低下、細菌・ウイルスの感染、フリーラジカルの攻撃などが様々な病の根源である。現代科学は、茶葉に多くの栄養成分と薬効成分があり、これらの成分が複数の臓器と器官に栄養補給効果を持つばかりか、同時に複数の薬効・効能も持ち、解毒、滅菌、抗ウイルス、免疫、フリーラジカルの除去、がん予防、抗がんなど複数の効能を発揮することを実証している。よって、「茶は万病の薬」という観点は道理がある。

栄西はここで日本人ももっと茶を飲まなければならないと提起し、「飲茶養生法」を提唱している。栄西のこの本の書名は『喫茶養生記』であり、これは日本でそれから次第に形成された抹茶道に促進と指導の役割を果たした。ここの「喫茶」と抹茶道の茶と湯を一緒に飲むという飲用方法は、おそらく関係がある。

栄西の『喫茶養生記』は、喫茶が「養生」に有益であるという観点を明解に提起しており、これは非常に正確なものに違いない。「養生」という言葉は、中国春秋戦国時代の『黄帝内経』「霊枢・本神」に最も早く見られる。「故に智者の養生するや、必ず四時に順《したが》いて寒暑に適い喜怒を和んじて居処を安んず、陰陽を節して剛柔を調う、是くの如ければ則ち僻邪至らず、長生久視す」。

中国道教の養生術は、「天人合一」を唱え、個人と自然の融合を通して、個人に憂いを忘却させ、煩悩を脱却させ、心身を調和させることで、健康を回復し、かつ長寿、長生に進ませるものでもある。唐代の僧皎然は「飲茶の歌　鄭容を送る」詩で「丹丘の羽人玉食を軽んじ、茶を採り之を飲めば羽翼を生ず」と詠っており、中国の道家の人が飲茶に養生ならびに仙人になる助けがあると強く信じていたことを示している。

中国医学は予防と保健を大変重視し、「養生」と称する。いわゆる生とは、つまり生命、生存、生長の意味であり、いわゆる養とは、すなわち保養、療養、栄養補給の意味である。要するに、養生とは生命発展の法則に基づき、生命の保養、精神の健康、智恵の増進、寿命の延長といった目的に達する科学的な理論と方法なのである。すなわち疾病を芽が出る段階で消滅させること、『内経』でいうところの「未病を治す」境地に達することなのである。

中国医学による養生は中国では膨大な組織があり、一般向けに幅広い養生の教育活動を展開している。いわゆる中国医学による養生とは、伝統的な中国医学の理論により指導を行い、陰陽五行の変化の法則を遵守し、人体に対して科学的療養を行い、生命と健康の活力を保つことである。精神療養、薬膳による食事療養、養生技法など体全体の総合的な処置により、体質の強化、疾病の防止と治療、老化の防止、生命の延長といった目的を達成すると主張する。中国医学による養生には飲食での養生、経絡による養生、体質面での養生、気功による養生、運動による養生、感情面での養生、睡眠による養生、環境による養生、日常生活による養生、娯楽による養生、薬物による養生など多方面を含む。

飲茶での養生は、飲食による養生と感情面での養生の範囲に属しており、すなわち栄西が普及推進しようとして提唱した「茶徳」である。「飲茶養生」と「茶徳」は、飲茶が人体の生理的な健康と心理的な健康の二つの面に有益であることを含んでいるので、飲茶は病気を予防・治療できるばかりか、気持ちを楽しくさせることもできる。「飲茶養生」の意味はここにある。栄西の『喫茶養生記』を通読すると、当時栄西が「喫茶養生」という名前を付けた意義を理解でき、その奥深さはまことに比類がない。

確かに、栄西『喫茶養生記』はいずれかの時代において仏教思想の影響を受けていることから、色濃い仏教の痕跡を持つ。本文中に、『尊勝陀羅尼破地獄法秘抄』『五蔵曼荼羅軌抄』など古代の仏教書籍に関する内容を多く抄出し、印契を結び真言を暗唱することを通じて病の治療を達成する方法を提起する。筆者はこれら仏教医学に属する知識に対する研究が不足していることから、むやみに評論することはできないため、本稿では省略せざるを得なかった。まことに残念である。

（山崎 藍 訳）

参考文献

栄西著、王建注訳『吃茶養生記』（貴州人民出版社、二〇〇三年）
朱自振、沈冬梅、増勤編著『中国古代茶書集成』（二〇一〇年）
程啓坤、陳宗懋編著『飲茶と健康』（中国農業科技出版社、一九九四年）
程啓坤、江和源編著『茶の栄養と保健』（浙江摂影出版社、二〇〇五年）
朱永興、張友炯、黄永生編著『中国茶と養生保健』（山東科学技術出版社、二〇〇八年）
屠幼英主編『茶と健康』（世界図書出版西安有限公司、二〇一一年）
岩間真知子『茶の医薬史』（思文閣出版、二〇〇九年）

Ⅲ　宋代の飲茶法と文化

栄西が将来した抹茶法の行方

中村羊一郎

はじめに

栄西が宋から日本にもたらした抹茶法が、今日の茶の湯の祖であることは疑いないが、『喫茶養生記』には製茶法についてはあらましが述べられているだけであり、飲用法についてはさらに短い記述しかない。たとえば攪拌用に茶筅を使用したかどうかも判然としない。ところが、それ以後の抹茶法の普及はめざましく、抹茶法将来後、わずか百年ほどで京畿はもちろん、鎌倉の寺院から関東地域にまで茶が栽培され、抹茶法が行われることになったのではないかと推測される。

その背景として、とくに山間地などでは、すでに山茶と呼ばれた自然生の茶を用いて、茶を飲む習慣があったことが挙げられよう。しかもその製茶法は、室町時代の史料や近代の民俗資料にみえる柴茶《しばちゃ》という語に示されるように、摘採した葉を蒸し、天日で乾燥させるという単純なものであった。いっぽう、栄西が説いた製茶法は、新芽を蒸してから焙炉で丁寧に乾燥させるというもので、一見異なるようだが、「蒸して乾燥させる」という基本的な工程は同じである。また、抹茶法に必須の泡立て用の茶筅も、それについて記述した『大観茶論』や、最も古い図像である『茶具図賛』に見えるように、ササラ型をしており、これは庶民社会のササラ、すなわち楽器であり食器などを洗浄する厨房器具と同じであった。抹茶にするためには茶臼が必要であるが、専用の茶臼がなければ、薬研《やげん》で挽いたり、丁寧に粉砕することで代用できたであろう。あるいは、抹茶に加工せず、そのまま煮出した煎じ汁を用いることもできた。

つまり、原料も用具もその基礎になるものはすでに存在していたから、抹茶法が普及するうえで何の障害もなく、最新流行の喫茶方法として階層を問わず広く受け入れられていった。やがて、栽培と製茶技術が飛躍的に向上し、地域の茶産業にまで発展したのが、宇治を中心とする碾茶《てんちゃ》であり、それを使用する茶の湯が成立していった。他方で、庶民の蒸し製日干の茶は柴茶と呼ばれ、狂言では煎じ物や天道干しともいわれて都市で販売された。戦国末期に来日したポルトガル人は、これをBanchaとして辞書に記載し、抹茶すなわち上流社会の茶に対する、「上等でない普通の茶」、つまり庶民の茶という訳（『邦訳日葡辞書』）をつけた。

庶民社会ではこのバンチャ（当時は柴茶）を煮出してササラ型の茶筅で泡立てる振り茶が、全国にわたって普及し、近世の前半には、直接飲用する煎じ茶と並行するかたちで広く愛好されていた。しかも振り茶は、桶茶《おけちゃ》とも呼ばれたように、桶を用いて一度に大人数の茶を点てて一同に小分けするという、娯楽を兼ねた飲用法が行われることも多かったと推測される。これが大茶として女性たちのおしゃべりの機会となり、領主から禁令をだされることになるのである。

このように見てくると、栄西将来の抹茶法は、一方で茶の湯に、他方では振り茶として、受容階層によって大きく二つの流れにわかれたが、その根は一つであったといえるのである。

一、栄西以前の日本の茶

1　曾て嗜愛された茶

栄西が宋から新たに日本にもたらしたのは、茶の種子や苗というよりも、抹茶法という当時の日本には知られていなかった新しい飲茶法であった。栄西は『喫茶養生記』の冒頭で「わが朝日本、曾て嗜愛す」と述べているが、同書上巻後半の「茶を調《ととの》うる様」において、宋の製茶法を紹介したあとで「抑々我が国の人、茶を採る法を知らざるが故に、之を用いず。還って之を譏《そし》って曰く、『薬に非ず。云々』と。是れ則ち茶の徳を知らざるの致す処なり」(1)という。かつて日本でも茶が愛好されていたにもかかわらず、採る方法を知らず、薬ではないといって批判している、という。これは日本において茶が完全に忘れ去られたという意味ではなく、栄西にとっては自らが将来した宋における製茶法・飲用法（抹茶法）とは異なっている当時の日本の茶の実態を見ての感慨、と解釈すべきではないだろうか。

ここで栄西のいう「曾て嗜愛」した茶とは、どのようなものであったのか、確認しておこう。日本における喫茶の事実を示す確実で最古の記録は『日本後紀』弘仁六年（八一五）、嵯峨天皇が近江国韓埼（崎）に行幸のおり、梵釈寺において輿をとどめて詩を詠み群臣それに和したとき、「大僧都永忠手ずから茶を煎じ」て捧げたという記事である。このときの茶がどんなものであったかは、「煎じて」の解釈をめぐって議論があるが、一般に当時の朝廷で愛好された茶は唐の朝廷や詩人たちが好んだ餅茶《へいちゃ》であったと推定されている。つまり餅茶は粉末にして湯に投じて煎じるからである。平安初期の漢詩文にも飲茶に際して「搗《つ》く」という文字が見えることも、蒸した葉を臼で搗くという餅茶製造に際し必須の作業を示すと解釈されており、嵯峨朝における茶は餅茶であるということに疑問をさしはさむ余地はほとんどないように見える。しかし、文献上ではこの時代の朝廷の茶が、陸羽の『茶経』で詳述されているような餅茶であったという証拠は何もないのである。冷静に考えてみると、これから茶を楽しもうという貴族たちの眼前で餅茶が作られるようなことがあるはずがない。搗く、という作業は餅茶作りにおける最も初期の工程であるからだ。

『茶経』三之造において、餅茶の製法は七つの段階を経るとあるが、その過程で「宿製者則黒。

日成者則黄」という部分を、布目潮渢氏は「一夜過ごして作ったものは黒く、その日のうちに作りあげたものは黄色い」[2]とし、高橋忠彦は「完成までに夜を越す場合は、表面の色が黒くなるし、その日のうちに完成する場合は、黄色になる」[3]と解釈している。布目・高橋ともに、宿製・日成はいずれも完成という意味にとっているが、果たして餅茶が一日のうちに完成してしまうだろうか。七つの工程を経るということは、実際にどれほどの時間を要するのか、という実験結果を本叢書第一集で程啓坤が報告している[4]。それによると、一芽一、二葉を四月上旬に摘み、龍井《ロンジン》茶の寝かし技術を参考に十六時間寝かしてから二分間蒸す。これを臼の代わりに大甕《かめ》の擂鉢《すりばち》に入れて繰り返し搗き砕き型に入れ隙間のないように圧迫し、半乾きになったところで中央に穴をあけて型からはずす。熱風式の茶用乾燥機で十五分ほど乾かす。それからドラム送風式乾燥機で三十一時間かけて乾燥させる。「寝かし」という摘採後の発酵(酸化)を行わなくても、二日がかりである。本来は、最初の乾燥は天日、二回目の炙《あぶ》りは、炭火の上に吊るして行ったとされるから、摘採したその日のうちに品質を維持したうえで完成させることはとうてい不可能である。日本でも餅茶作りを実験した例はいくつかあるが、かりに完成したとしても長期保存に耐えるほどの乾燥度を得ることはできなかったろう。つまり、さきの宿製や日成は、完成という意味ではなく、生葉の処理をいつ行うかという意味でなければならない。

2　香茗を搗く

このことにこだわるのは、漢詩文に見える「香茗を搗く」という文言を、蒸した葉を搗くのではなく、餅茶を臼で粉砕するという意味に解釈し、貴族たちの目の前で粉にして煎じるという茶のいれ方を想定する見解もあるからである。しかし『茶経』において搗くという作業はあくまでも製茶の過程であり、飲用前に粉末にするには碾、つまり挽くための道具を用いている。やはり「搗く」に疑問を持った小川後楽は、臼で搗いたのではなく、粉末の茶をかき回すという意味であると解釈している。(5) しかし筆者は、これはおそらくよい茶を示す修辞的な表現であって、文字通りに解釈すべきではないと考える。さきの永忠が茶を煎じたというのは、目の前で茶を煮出すわけであるから実際の情景であったと思われるが、単純な製茶法による葉茶をそのまま煮出したとみるべきではないだろうか。

ここに素朴な疑問がある。『茶経』に見られる中国各地のさまざまな製茶法のうち、日本にはそのうちの最高級品である餅茶のみが伝来したのだろうか。遣唐使船には大勢の日本人が乗り組んでおり、遣唐使以外の人的交流もあったと考えられる。それよりも遣唐使派遣前から、餅茶のような複雑な工程を必要としない単純な飲用法が、茶の種子とともにおそらく焼畑の技術にともなって伝来していたと考えるべきであろう。たとえば、『茶経』六之飲には、この餅茶を含んで四種類の茶のありようが記載されている。すなわち、觕茶《そちゃ》・散茶・末茶・餅茶であるが、それぞれの製法について『茶経』には具体的な説明はない。以下は布目潮渢の解釈[6]である。

・觕茶　粗茶に同じ。枝ごと切り、そのままあぶり、沸騰させて飲む。

・散茶　散はばらばらになったものであるから葉茶のことか。釜炒り茶の可能性もある。

・末茶　あぶって粉末としたもの。

・餅茶　「三之造」にある固形茶。

このなかの觕茶のような単純な茶の飲用法は、日本に入って来なかったのだと考える方が不自然ではないか。したがって漢詩文に出てくる「搗く」は、唐における高級な茶のイメージを連想させる修辞的な表現であり、平安初期の宮廷で飲まれた茶は、これまで想定されてきたような餅茶ではなく、もっと単純な煎じ出す茶であった可能性が高い。したがって、永忠が煎じた茶は、貴重な舶来品をとくに使用した餅茶であった可能性も否定はできないが、自家茶園で作った、蒸して乾燥させただけの茶であったということも十分あり得るのである。というのは、その後、朝廷の造茶司で作られ季御読経での引茶とされた茶は煎じ出すものであったからである。[7]

3　山茶の利用

おそらく、さきに見たような栄西が知っている日本の茶とは、山茶をその場で炙って煮出す「焼き茶」（この方法での飲茶法を示す民俗語彙）か、よくても蒸した葉を天日に干した、蒸し製日干茶の類いであった。新芽を蒸してから焙炉で焙って乾燥させるという高級茶を素材にし、手順を踏んで飲む宋式の抹茶法とは次元が異なると栄西が考えた可能性が高い。

たとえば、菅原道真も茶を喫した。『菅家文草』『菅家後集』には、都で権勢の地位にあったときは、「酒為忘憂」といい、ときには忘憂を、酒そのものの意味で使うこともあった。しかし、延喜元年(九〇一)、九州大宰府に左遷され、同三年に五十九歳で亡くなるまでの詩には、煩懣、つまり心を締め付けるような苦しさを紛らわすために茶を飲んだという文言がでてくる。道真の詩に現れた茶の重要性を指摘した中村修也は、「今のところ、その産地を明確にすることは難しいが、閑却できない問題」であると指摘している。(8) 道真が大宰府にいたのはわずか三年間だが、その間、どれだけの頻度で、どんな茶を、どんなふうに飲んだのかはわからない。道真が飲んだ茶は、都から送られてきたものか、自ら持参したものか、あるいは博多に中国から運ばれてきた茶であったかもしれないが、地元産の茶であった可能性も否定できない。もし地元産であったなら、それは上でみたような、粗放な日干茶を煎じ出したものであろう。このレベルの茶であるなら茶の木さえあれば、どこでも作ることができる。そして九州山地のいたるところに山茶があった。しかも栄西が中国からもたらした茶の種子を播いたところであると伝えられている背振山という山名は、茶が天から降るほどたくさんあったことから、チャフリヤマが背振山になったのだという伝説があるほど、自然の山茶が多い所であった。

神津朝夫は、肥後国球磨郡の所領に公事として茶五十斤が課せられている記録が、すでに建久二年（一一九一）の文書に見え、九州には栄西帰国以前から茶園があり茶の生産も行われていたことを指摘し、かつ背振山の茶園の起源は栄西帰国よりもはるかに古いものであり、道真が飲んだのはまさにその茶園で作られたものではなかろうかと述べている。(9)

現在では山茶といえども人間の痕跡がない所には見られないことや、ＤＮＡ解析などによって中国種との類似が証明されていることなどから、茶という植物は日本列島に最初から存在したものではなく、ある時期に誰かが持ち込んだもの、つまり外来種であったとみられているが、持ち込まれたと思われる時期を示す資料はない。ただ、九州をはじめとする焼畑地帯において茶が輪作の中に組み込まれていたことや、焼畑放置後の地に成長した茶樹をもとに茶園が造成されていった事実などから、焼畑耕作と茶とは、栄西以前に、いわば農耕技術のセットとして日本に伝わった可能性が高いと考えられる。(10)したがって、背振山の茶園は栄西以後に拓けたのではなく、それ以前から素朴な茶作りに利用されていたとみるのが合理的であると筆者も考える。この事実を下地にして、栄西によって茶が導入されたという伝説が生まれたのであろう。

また鎌倉時代の無住の『沙石集』（弘安六年＝一二八三）では、ある僧が茶を飲んでいるところにやってきた牛飼に対し僧が「是ハ三ノ徳有薬ナリ」と言い、その効能を「一ニハ坐禅ノ時ネブラル、ガ、是ヲノミツレバ、通夜ネラレズ。一ニハ、食ニアケル時服スレバ、食消シテ身カロク、心アキラカナリ、一二八、不発ニナル薬也」[11]と説明したところ、覚醒作用があり、消化もよく、さらに不発となるなら、毎日の労働に明け暮れる自分には何もいいところはない、と答えたという。これは立場の違いが物事の判断をわけるという笑話であるが、この時点で、茶は薬効が重視されていたことが読み取れる。同時に、鎌倉時代の庶民が茶をどう受け止めたかということを示す例としてよく引用され、この時代にはまだ庶民にとっての茶が珍奇な存在であったという解釈がなされている。しかし、牛飼が最新の抹茶法を見て疑問を呈したという設定ならば、必ずしも庶民階級が茶を知らなかったということにはならない。

ここまで述べてきたことをまとめると、日本にはいつの頃からかは不明であるが、少なくとも平安期以前から焼畑耕作にともなって茶が入ってきており、単純な焼き茶か、蒸し製日干という簡便な製茶法による茶を煎じ出して飲む、という利用法が九州から近畿地方にかけての広い範囲で行われていたと考えられる。栄西の抹茶法は、最新の飲用法や茶の効用を説く理論的裏付けとともに宋から導入されたものであり、したがって栄西は日本人は茶の利用法を知らぬ、と言い切ったのであった。

二、宋式抹茶法普及の背景

1　抹茶法の地方普及

栄西が帰国したことにより、宋式の抹茶法が急速に普及し、『異制庭訓往来』にみるように南北朝期には地方の寺院を拠点に茶が作られ味わいについての評価もなされるようになっている。同書に挙げられているのが名のある産地であるならば、無名の茶、つまり中央には知られない程度に地方での茶作りが行われていたであろうことは容易に想像できる。次に茶の普及ないし地域における茶栽培に関係する可能性のある出来事を摘記してみよう。

一一六八年（仁安三）　栄西宋より帰国（入宋同年）。
一一九一年（建久二）　栄西再度帰国（入宋一一八七）。
一二一四年（建保二）　栄西、鎌倉三代将軍実朝に呈茶、『喫茶養生記』を献ず。
一二三九年（延応元）　西大寺叡尊、大茶盛を始めるという。
一二四一年（仁治二）　円爾、宋より帰国（入宋一二三五）。
一二四四年（寛元二）　円爾、上野国長楽寺の栄朝に帰国報告、帰郷し母に会う。

一二六一年（弘長元）　円爾、駿河国清見寺で落慶法要。
一二六二年（弘長二）　叡尊、鎌倉への途次「儲茶《しょちゃ》」を行う。
一三〇〇年頃　　　　金沢貞顕の茶関係の書状が多くなる（金沢文庫古文書）。
一三三四年（建武元）　二条河原落書に茶寄合がみえる。

円爾弁円の事績を挙げたのは、ひとつは彼が師事した栄朝が住持であった長楽寺では、十六世紀中ごろの住職の記録（『長楽寺永禄日記』）に茶が頻出しており、また武蔵川越の茶が『異制庭訓往来』に見えることも、関東地方への茶の普及に何らかの関係がある可能性があるため、また故郷の母に帰朝報告をした際、近くの足久保（現静岡市葵区）に茶種をまき、それが駿河茶の起源になったとされ、おそらくその縁で近世には足久保茶は将軍家の御用茶になっているため、また彼と関わりの深い駿河清見寺が『異制庭訓往来』の茶産地の一つに挙がっているためである。このほか、中世における茶関係の史料は橋本素子が数多く検出している。

そこで問題にしたいのは、なぜ、これほど急速に九州から関東にまで茶に関する記録が現れるようになったのか、という点である。まず、第一の理由は、人為的に茶種を播かなくても、すでに原料となる茶樹が存在していたこと。第二は、その茶樹から摘採した生葉を加工する技術があり、具体的には冒頭でふれたように、蒸して天日で乾燥させた程度の、きわめて粗放な茶ではあるが、身近な茶樹から自家用として作ることが普通になっていたことである。その製法は上に見たように工程的には栄西が説いた製茶法と異ならず、栄西流との違いは、新芽を素材とすること、乾燥に焙炉《ほいろ》を用いることである。したがって、品質にこだわらなければ、いつでも葉茶を作ることができ、それを挽けば抹茶らしい飲み方になるということが、遠隔地の寺院においても抹茶法を行うことを可能にしたのであった。

もう一点、抹茶法に不可欠の茶筅が、身近なところにあったことも指摘したい。

2　中国渡来のササラ型茶筅の使用

現在の茶の湯に使用されている茶筌の形態は室町時代に成立したといわれる。伝承では奈良県高山の鷹山宗砌《そうぜい》が村田珠光（一四二三〜一五〇二）と相談して制作したとされる。その起源は定かではないが、[12]時代的には室町時代以降であろう。上田秋成は『茶瘕酔言《ちゃかすいげん》』において茶せんの形態変化を次のように記している。[13]

> 茶筌の制、いにしへは片筌なり。筌は筌にあらす、箒也。輪箒と云し物にて、器を滌《あら》ふ具也。即、今のサ、ラと云に同し。紹鷗是を用ひて、一統によしとす。筌の寸法、いにしへ長きをはかりたし。京町の盂蘭盆会のをとり子のはやしものに、

六寸六分の茶せん竹、末は殿御の筆のちく
とうたひし也。大体是にて知らる。茶経に出し図も長くて片筌也。

そもそも茶筅は、本来は器物を洗浄するための箒であり、現在でもその目的で使用されるササラから始まったとする。『茶経』に図があるというのは誤解だが、『茶経』四之器において茶器を洗うための用具として「札」を挙げている。これは棕櫚《しゅろ》の皮を板ではさんで縛ったもの、あるいは竹を割いて束ねたものをさしたが、攪拌具ではなかった。後述するように宋時代の『茶具図賛』に初めて図像としての茶筅が登場するが、喫茶具としての茶筅はそれ以前の『大観茶論』に茶を撃払《げきふつ》する用具として詳しい説明がある。

筅に筌という文字をあてるのは、文字通り魚を捕獲するためのウケ（モジリ、ドウなど異称は多い）によく似ているからと考えられる。茶筌の製作過程をみると、形態としては途中まで茶筅と同じである。茶筌の場合は、細く割った穂になる部分の竹の内側を削り取り、上がり穂（外側）と下がり穂（内側）を交互に紐で編んでいき、最後に上り穂の面取りをして仕上げる。この手間がかかる筌タイプの製造は一般農民の及ぶところではない。しかし「ちゃせん」使用の嚆矢として中国宋代の『大観茶論』に具体的に文章で描写されている茶筅はまさにササラ形であって、これなら自ら作ることができる。この茶筅の図像を最初に確認できるのは南宋の咸淳五年（一二六九）成立とされる『茶具図賛』で、点茶に必要な用具を戯文的に表現した同書には、ササラ型の茶筅を「竺副師」(竹副将軍といった意味)という名称で紹介している。[14] したがって日本でも現行の茶筌の形態が完成する前は、たとえ上流社会ではあっても抹茶を点てるためにはササラ型の茶筅が使用されたはずである。だが栄西の『喫茶養生記』には、製茶法と保存法は書かれているが、この飲用法については「熱湯を用い、方寸の匙二、三杯の茶を点てるのがよい」というだけで、茶筅などの用具にはふれていない。では何を以て茶を攪拌したのだろうか。『大観茶論』の記述のような茶筅を使用した可能性もあるし、匙あるいは箸などで攪拌したかもしれない。現時点では二つの可能性があることを指摘するに止めざるを得ない。

日本の史料に「茶せん」という語句が登場するのは鎌倉時代末期、金沢文庫古文書中の金沢貞顕書状に頻出する茶関連の記述のなかの、「茶せん」「ちゃせん」である。茶筅は称名寺で作られ、貞顕は、鎌倉での茶会に使う茶筅を借用する際、「余り大きなものでないもの」(金文一六四)と指定しており、称名寺には各種の茶筅がそろっていたとされる。また同じく貞顕の延慶二年(一三〇九)正月の手紙には「茶振」が出てくる。[15] この「茶振」は、同書状の解説者の「茶の湯をかきまわす竹箸か」というよりも、茶を振る用具、すなわちこれも茶筅と解釈すべきであろう。つまり、栄西が説く抹茶法には明確な記述がなかった茶筅であるが、その後の日宋交流の中から『茶具図賛』ないし実物の情報が入ってきて、抹茶法には茶筅が不可欠、という前提が出来上がっていたのであろう。貞顕書状などの記載からみて、一二〇〇年代末から一三〇〇年代にかけての頃にはすでに茶筅は一般化していたとみられる。

では現行タイプのウケ型の茶筌使用を示す資料はどこまでさかのぼることができるだろうか。十六世紀には成立していた絵巻『福富草紙』には、屋内の袋棚に載せた丸膳の上に立てられた茶筅が見えるが、これはササラ型をしている。[16] 中世から近世初頭にかけて描かれた参詣曼陀羅や都市の風俗図にも、かなりの頻度で茶をたてている場面が出てくる。たとえば、永禄年間（一五五八～一五七〇）頃の作とされる「高雄観楓図」（東京国立博物館蔵）は紅葉の下での酒宴の傍らで、茶売りの商人が茶せんを用いて茶を点てているが、穂先は見えない。また寛永年間の作と推定される「東山遊楽図」（高津古文化会館蔵）と「祇園・北野社遊楽図」（長円寺蔵）では、茶店の店頭で女性が茶を点て、数人の男が店に腰掛けて菓子を食い、茶を飲んでいるが、やはり茶せんは見えない。竹製の消耗品であるから伝世品もなく、実物を確認することが難しいが、たまたま初期の例と思われるものが愛知県岩倉市の中世城跡である岩倉遺跡から出土している。

この遺跡は、五条川中流域の自然堤防上に立地し、文明十一年（一四七九）に斯波・織田両家の内紛の和議の後に織田敏広の拠点となったのが始まりと考えられ、永禄二年（一五五九）に信長によって滅ぼされて廃城となった。[17] ここから出土した茶筅状の竹製品を他の出土例や茶筅と詳細に比較した木川正夫は、茶筅状竹製品を⑴台所用具（タワシ）、⑵楽器、⑶茶道具、の三つに分けて形状を比較し、茶筅としての特徴は、身を削ってある点にあるとする。また内穂と外穂に分けた上で、根元の部分に編み糸をかけて相互に食い違うようにして間隔を開けるタイプがあるが、これが村田珠光の勧めで高(鷹)山宗砌が開発したとされる「芸術的な茶筅の最古の出土例」ではないかと結論づけている。[18] この分析によれば村田珠光によるとされる現行茶筌の開始時期の下限を示す重要な出土例となる。

つまり一四〇〇年代の中ごろには、現行の茶筌が成立しており、いわゆる茶の湯において使用されるようになっていたと推測できる。いっぽう、ササラ型の茶筅は、初期の抹茶法を実践するにあたっては、自家製が可能であったから形態に関する情報があれば十分に対応できたはずである。つまり、新来の抹茶法にとっては、それを受容し広く普及していく背景がすでに存在していたことが明らかである。

3 碾茶製法完成の経緯

つぎに抹茶という粉末の茶にするための素材となる葉茶の製法に着目したい。さきに触れてきた蒸し製の日干茶の実態は後述するので、まずは高級碾茶製造にいたる過程を確認しておこう。

現行の碾茶園の特徴である茶樹を葭《よし》の簀子《すのこ》や藁筵《わらむしろ》あるいは寒冷紗で覆って日光量を調整する

覆下の設置は、すでに戦国末期には存在した。ジョアン・ロドリーゲスの『日本教会史』には、茶の湯に使用される「新芽は、非常に柔らかく、繊細で、極度に滑らかで、霜にあえばしぼみやすく、害をこうむるので、主要な栽培地である宇治の広邑では、この茶の作られる茶園なり畑なりで、その上に棚を作り、葦か藁かの蓆《むしろ》で全部を囲い、二月から新芽の出はじめる頃まで、すなわち三月の末まで霜にあって害を受けることのないようにする」(19)とあり、霜よけを目的に覆下を設置すると書かれているが、もちろんもう一つの目的は、タンニンの生成を抑制して甘い茶を作るためであった。日本側の記録にはこれより古いものはない。したがって覆下がいつから設置されたかは不明であるが、少なくとも一五〇〇年代末には完成していたといえる。つまり、貴顕の需要にこたえるべき上質の碾茶作りはこの段階で庶民の番茶とは全く異なる栽培法を確立していたことになる。この宇治のような数百人の摘み子を動員したとされる大規模な茶園以外に、小規模な茶園や自家用の茶を作った寺院も多かったであろうが、覆下とまではいかなくても茶樹に藁をかけるなどの工夫は行われるようになっており、その大規模化が覆下であるといえるだろう(現在も簡易な遮光・霜よけとして茶樹に藁を掛ける方法がある)。このように丁寧に育てた新芽を蒸し、焙炉にかけて乾燥させた茶のうち、上質のものが碾茶として粉に挽かれ、それ以外は煎じ茶として煮出して飲まれた。『本朝食鑑』は、芽茶(新芽を素材とするもの)の製法として碾茶製法を中心に記述しているが、施肥の回数などによって極《ごく》・別儀《べちぎ》などのランクがあり、最下等の上揃・煎茶を作る茶園では施肥は一回であるとしている。[20] このことは商品としての茶の製法は、碾茶用でも下級煎茶用でも同じであったことを示している。商品生産を目的とする茶園と、自家用目的で番茶(後述)を作るような畦畔《けいはん》茶園とでは栽培法からして明確に異なっていたのである。

では、摘採した茶葉をどのような方法によって仕上げたのだろうか。碾茶製法で機械化が進み始めたのは大正時代である。宇治で碾茶作りをしていた堀井長次郎が従来手作りであった製造工程の機械化に腐心し、すぐれた乾燥機を開発した。この機械について『実験茶樹栽培法』[21]では「大正十三年自家にて試作の結果良好なる成績を挙げ大正十四年には九台其後益々多く使用され碾茶機械の嚆矢とも云ふべきもの」と高く評価されている。大正後期はこのほかに竹田式、築山式などが発表され、さらに京茶研式が出現するに及んで碾茶製造の機械化が急速に進んだ。

逆にいえば、これ以前は近世初頭の記録に見える製造方法が踏襲されていたことになる。さきに挙げた茶園の様子を描いたロドリーゲスの記録には、製茶用の焙炉についても詳しい記述がある。それによれば、木製の焜炉《こんろ》か竈《かまど》の類は「深い縁高盆とも大きな蓋のない箱ともいえる形のもので、長さが八パルモあまり、幅がその半分である。それらの中には、篩《ふるい》にかけたたいへんきれいで細かい灰を入れ、その灰の中におきた炭火を入れるが、同じ灰を上にかぶせ、火勢を弱めて、とろびにし、ゆっくりと焙って焦がさないようにする。これらの竈の上に細竹の格子を作り、それもまた強い熱気を受けないようになっていて、それらが格子の上に、この場合に使うために作った一定の種類の厚い紙を蔽《おお》いとして置き、(中略)蒸した茶をその上に投げ込む。各々の竈に三人ずつ両側にいて、ゆっくりと焙《あぶ》っていく。手でその紙と一緒に茶を絶えず動かして、焦げないで全体が平均に焙じられるようにすると、新芽でもあるので、鷹の爪のように葉全体が巻いてしまう」[22]。ほぼこの記述の通りの方法が近年まで実際に宇治の碾茶生産現場で行われていた。こうした様子を図像で示した最も古い資料は、京都市の今日庵文庫所蔵になる海北友泉筆の「宇治茶つみの図」上下二巻である。友泉は海北友松の曾孫で寛保元年(一七四一)に没しているので、内容的には一七〇〇年代初期の状況が描かれているとみてよい[23]。二巻のうち、上巻は宇治の風景、下巻に製茶の工程が詳細に描かれている。そこで焙炉の場面にしぼってつぶさに見ていこう。ここに登場する焙炉は大きな箱の形をしており、描かれている人間との対比でいえば長さが二メートル以上、幅が一メートルほど、高さは六〇センチほどであろう。傍らに腰かけて作業するのにちょうどよい高さになっている。この長方形の箱の中に灰を入れ、おこした炭を二列に並べる。その上に箱の縁に載せる形で竹格子をかぶせ、さらにその上に紙を敷く。そこに蒸し上がった茶葉を載せて、長さ三〇センチほどの熊手様の道具で動かしながら茶を乾燥させ、その後二人が向かい合って紙を持ち上げるまでが描かれている。茶はおそらく籠に移され隣接する部屋に運ばれ選別されることになる。別室ではさらに乾燥度を高めるためにもう一回焙炉にかけている。これらの焙炉が正確に描かれているとすれば、最初の焙炉よりは幅が広くなっていて、より多くの茶葉を処理できそうである。また作業しているのは女性だけで、しかも胸をはだけているのは、室温がかなり高いことをうかがわせる。

ここで描かれた状況は、まさに『日本教会史』の内容そのままである。また、この絵巻を嚆矢として製茶絵巻が何本か製作されていくが、内容的には大差がない。絵巻製作の目的は、実際の製茶現場を知らない顧客のために絵解きをしたのではないかと考えられている。(24)

なおこの形態の焙炉は養蚕にも使われていた。津軽藩の茶道役野本道玄が元禄十五年(一七〇二)に著したわが国最古の養蚕書といわれる『蚕飼養法記』(25)には、およそ畳一畳ほどの焙炉を使用するが、それは「茶ほいろ」の仕掛けと同じだという。製茶と養蚕との間に技術交流があったことを示すものであろうが、焙炉という乾燥具の形態はこの時期には確立していたことになる。

すると、このタイプの焙炉が普及する前にはどのようなかたちで乾燥が行われていたのであろうか。『日本山海名物図絵』(26)に見える宇治茶の製法には、新芽を選別してから茹で、締め木にかけて水分を絞り出し、天日乾燥の後に焙炉で仕上げる様子が描かれている。これは蒸し製ではなく、いわゆる湯引茶で、近世初期に開発された青茶の製法である。茹でる時にはアクを入れて鮮緑色を保持するというものであるが、この図に見える焙炉は縦型の箱に炭火をおこして上に架けた棚に茶葉を置き、箱の前に紙を垂らして乾燥度を高めるもので、保育・雪洞・助炭ともいうと注記がある。これに続く場面では石臼で茶を挽いているので、この一連の絵は碾茶作りの様子とみられるが、蒸して乾燥させるという本来の製法からいえば、傍流である。

そこで、あらためて栄西以来の焙炉の構造を想像してみると、栄西が想定した焙炉はおそらく木製の枠と上質の和紙を使用したものと推定される。中世信濃国の寺院における茶の実態を追究した祢津宗伸は、永享十年(一四三八)の定勝寺の什器類を列挙した中に「焙炉一ケ」という記載があることを紹介している。境内で作られた茶をもとに製茶していたことを示すものだが、(27)構造までは不明である。ただ一ケとあるのは、持ち運び可能な大きさだったのではないか。そして時代的には幕末の記録になるが、次のような民俗例が参考になりそうである。

静岡県富士郡下の富士根村では、安政年中に青製の茶が製造されるようになったが、「其ノ製法は地焙炉ト称シ地へ穴ヲ掘リ竹棒ヲ渡シ(巾二尺七八寸横五尺位)タル焙炉ヲ用ヒ一人三四個ヲ持チ製造シタリト、而シテ最初生葉ヲ湯通シトナシ日光ニ晒シツ、揉捻乾燥シ其ノ上前記土焙炉ニテ仕上ゲタルモノニテ其ノ製品ハ番茶ニ比シ青色ニシテ優良ナリシト」とある。(28)この製法は碾茶作りのものではなく現行の蒸し製煎茶製法の前段階とみることができるが、地面に掘った穴を使用しての地焙炉なるものは、かなり古くから用いられていた可能性がある。

長崎県の対馬ではすでに十四世紀から茶園が譲り状の対象となっていたほどであり、近世にも自家用茶が作られ続けていたが、巌原の内山在住の内山和夫さん(昭和二年生まれ)から筆者が一九九二年に聞いた話では、鍋で炒って作るいわゆる釜炒茶以前に、屋内の囲炉裏に助炭をかけてサラサラと茶を回しながら仕上げていたのが、いつのまにか地域全体が釜炒りに変わっていたという。囲炉裏に簡易な助炭をかけて揉まずに乾燥させたというのであるから、揉まずに焙炉で乾燥させた初期の碾茶製法の片鱗を残したものかもしれない。

つまり、地面に掘った穴を使用しての地焙炉、あるいは囲炉裏を活用しての簡易焙炉というものならば、自家用に屋内で碾茶を作ることができる。こうした碾茶製法が普及することで地方寺院や荘園内の有力農民などが、碾茶を作り、抹茶法に親しむことができたと考えられる。それに対して宇治においては専用の焙炉が工夫されて大規模な茶生産が地域産業として展開していった。

鎌倉において栂尾や奈良の茶が渇望されていたことが早くも建長元年(一二四九)の史料に見え、十四世紀中ごろには栂尾茶などの京都の茶は容易に入手しがたい希少価値をもっており、同じ頃には京都市周辺の各地に茶が生育していたことが多くの史料に現れてくる。[29] 宇治の茶師として名高い上林家は天正初年(一五七三以降)の頃に宇治に移住して茶師になったといわれ、永禄二年(一五五九)には茶会で上林の茶が用いられている。[30] こうした状況がさきのロドリーゲスの茶に関する記述に直接つながっていく背景である。そして、覆下も専用の焙炉も、おそらくこの段階で技術的には完成していたのではないだろうか。栄西の帰国から三百年を経ずして、日本の碾茶製法はその頂点に達し、かつ宇治地域の産業として確立したのである。

4　バンチャの認識

ここで再びロドリーゲスの記述に戻りたい。「日本人は、茶の用法を学んだシナにおけると同じように、昔は茶を煮出して飲んでいた。今でも日本のある地方では下層の人々や農民の間でそれを飲んでいる。それを煎じ茶というが、煮た茶の意である」[31]。この茶が貴顕の好む抹茶と対照される庶民の茶であり、『日葡辞書』において「上等のでない普通の茶」と定義されたバンチャ(Bancha)である。

バンチャは晩茶、番茶の漢字をあてるが、新芽を用いる抹茶用の碾茶作りとは異なり、新芽時期を過ぎて硬化した葉を用いることや、季節を問わず製茶することから、庶民の日用の茶として使われていた。これは、山間部においてはヤマチャを素材とし、平地においては畦畔に植栽され、茶園とは違って施肥などとは無縁の茶樹から作られた蒸し製日干の茶であった。つまり、碾茶製法は、この粗放な蒸し製日干という製茶法をベースに発展したものといえる。その意味で中世日本における抹茶法の急速な普及を支えたともいえるであろう。

では、中世の庶民は、このような粗放な茶を、バンチャ以外にどのように呼んでいたのであろうか。

5　柴茶

室町時代の史料に柴茶が登場する。大乗院が奈良で商売する茶商人に「柴茶入公事」といういわば営業税をかけており、永正十年（一五一三）にはこの徴収権をめぐる争いが起こっている。橋本素子は「高山寺文書」にある「下品柴茶風情之物」という文言を引き、「農村内の百姓屋の前栽や一般零細茶園で栽培されその庭先などで製茶された茶などがこれ（筆者注 柴茶）にあたるのではなかろうか」としている。[32] 柴とは柴刈りの柴と同義で、薪などに使用する木枝のことをさすから、それについている枯葉のような形状の下級茶を意味する。あるいは寒茶製法に見られるように、茶葉のついたままの枝を刈り取ることが柴刈りと同じである、という意味にもとれる。この語は近代にいたるまで下級茶の呼称として使用されていた。

シバ茶を近年まで使用して桶茶（振り茶のこと）を飲んでいたことが『民具問答集』に見える。[33] それによると昭和九年の記録による愛知県におけるシバ茶と寒の茶についてこんな記述が見られる。

「シバ茶」は茶の木、古株に属するものを土際から刈取り翌春そこから芽を出、それが成長して尺程にもなりたるものの茶の葉を摘みとり蒸して天日に干しカリカリとなりたるものを鍋に入れ焚火にていりたるものに御座候。又寒の中に古木の茶葉を摘み取り其儘氷らしたるものをいつて用ふる等、或は樹枝に付きたる儘を遠火にあてて乾かしたる等致したる

が「シバ茶」に候

報告者の窪田五郎は愛知県北設楽郡田口町（現設楽町）の住人である。このあたりは、多様な製茶法や振り茶など、茶に関する民俗の宝庫でもあった。柴茶の飲用法は熱湯で煮出すだけでよい。民俗芸能の詞章にも柴（芝）茶が見える。静岡県島田市初倉地区の「お仙女踊り」の「初倉の橋のもとでおせん女が茶を煮る、橋のふもとでおせん女が茶を煮りゃ芝茶も濃く出る」という詞章は、まさに煮出して飲む柴茶の様子を示している。

静岡県湖西市の旧新居町中之郷の長田弥一郎さん（明治四十一年生まれ）によると、当地では商品としての茶は栽培していないが、自家用の茶を作るために、畑や土手の一角に茶の木がある。春芽（新芽）が出て、ミがいってから（葉が硬くなってきてから）、手でこく。したがって、その時期は五月末から六月にかけての頃で、年に一回だけ作る。すでに硬くなった葉をすっこいて、それを蒸してから、筵の上に拡げ、日向で干した。これを、南京袋に入れて、二階にあげておけば、何年でもシメリがこないで保存できる。この茶を「シバ茶」という。使う時は焙烙《ほうろく》で煎って、チャップクロ（茶袋）に一杯つめて、茶釜に入れて煮ておき、飲みたい時、柄杓で汲み出す。色は、真赤になる。シバ茶は、戦時中にはもう作っていなかったから、多分、昭和十年代の初め頃にやめたことになろう。また、シバ茶を使って、いわゆる茶飯を作った。茶釜で煮出したシバ茶の赤い汁を使って御飯を炊く。少々塩味をつける。「普通の煎茶で作ると苦くて食べられないが、これはうまいだね」と、長田さんは語っていた。

シバ茶という表現は浜名湖周辺で一般的で、湖西市入出でシバ茶とは、マンパチ(蒸籠)でウムシタ(蒸した)葉を干したものをさし、場合によっては、蒸してから焙烙で煎り、揉まないまま干しておいたものを袋に入れて保存しておき、飲む時は適当につかんで湯に入れたという。これは昔ながらの製法であるというが、もともとシバ茶が粗製の番茶であるところから、煎ったものについても流用された表現であるとみてよいだろう。蒸して発酵を止め、乾燥させることで長期保存に耐えるようにし、必要に応じてそのまま煮出すか、焙烙などで軽く炒ることでより味わいを深めるという、茶が商品としての可能性を持つことになる最も初期の形態であるとみることができる。

シバ茶という言い方は、碾茶の産地として知られる愛知県西尾市でも以前には使われていたという。また、愛知県の北設楽郡でその運搬用の包装の形態にちなんで「タテ茶」と称しているのも、この分類に入る(後述)。岡山県でも寒に作る茶をシバチャと呼んでいた。

6　煎じ物

能の合間に演じられる狂言にも茶が登場する。現在までに粗筋や台本が伝わっている演目は二百六十曲ほどというが、(34)その中にしばしば「茶」が登場するのは、当時のはやりの風俗のひとつだったからだろう。しかも興味深いことは、二種類の茶が存在していることである。ひとつは、「今日は山ひとつ彼方に各々立ち寄り、茶の会がある(止動方覚)」、「今日はさる方へ茶の湯に参る(飛越新発意)」などと出てくる、現在の茶の湯そのものである。ここでは当然、高級な抹茶が用いられていた。たとえば、「茶壺」という演目では、主人公に相当する壺主が主人の言い付けで購入した茶を詰めた茶壺を連尺(背負い用の紐)につけて帰る途中、つい道端で寝てしまう。スリ(泥棒)が現れ、壺主の連尺の一本に手を掛けて横になる。壺主が目をさまし、全く同じ恰好で横にいたスリと茶壺の本当の持主をめぐって争いになる。通り掛かった目代に双方が正当性を訴えるセリフの中で、壺主は「私の主人はことのほかの茶数寄であって、毎年栂尾に茶を詰めに行っている」と述べる。ところが、スリも壺主のせりふをそっくりまねながら同じことを主張するので決着がつかない。最後は二人の争いに乗じて目代が茶壺をさらっていくという話で、銘茶が茶の湯の場で珍重されていることがよくわかる。

それに対して、「煎物売《せんじものうり》」は、下京に住む人が祇園祭りの囃物《はやし》(町内の演し物)の相談と稽古のために人を集めて練習を始めたところ、洛中に住む茶屋が現れる。この男は昔から代々祇園会で茶を売っている。男が大声で茶を売り始めたところ、練習の邪魔をされた下京の人は、茶を売るな、と文句をつける。そこで邪魔にならないように売るということになり、練習の歌声、茶売りの声が掛け合いのようになるのだが、その時の茶売りの文句に「お煎じ物、お煎じ物、陳《ちん》皮《ぴ》・乾薑《かんきょう》・甘草《かんぞう》加えて煎じたる煎じ物召せ」とある。

陳皮は蜜柑の皮を乾燥させたもので、咳止め・発汗剤などの効能があり、乾薑はショウガの根を干したもの、甘草も咳止めや鎮痛効果がある。ここで売られる茶は、このような漢方薬と一緒に煮出したもので、抹茶とは違う利用法である(『茶経』で陸羽が排撃した茶が想起される)。当時の庶民相手の茶屋では、おそらくこんな漢方薬に近い茶か、単なる日干しの番茶を煮出して売っていたと考えられる。

7 天道干しのいとまこわず

狂言の「今神明」は、宇治の神明社の参詣人を目当てに貧乏な夫婦が茶屋を出したが、道具も接待役の女房もぱっとしないために客に嫌われ商売をあきらめるという筋である。その中でがっかりして帰るときの歌に売れない理由が出てくる。(35)

何とて茶を飲まざるらう、飲まぬこそ道理なれ、ひの木茶桶に焙烙鑵子《かんす》に伊勢水呑のはたの欠けたに天道干しのいとまこわずを飲まぬは人の道理なりこの夫婦がたてた茶が「天道干しのいとまこわず」というもので、評判を落としたとある。同じ茶の呼称が江戸時代初期の寛永七年（一六三〇）刊行の古活字本の「御茶物かたり」(36)という、お茶に関する戯作調の歌合わせ集があって、そこに夏の歌として次の一首が載っている。

なつの日に、天とうほしの、おちゃなりと、われらかためは、のむそす、しき

夏の暑い時には「天道干しの粗雑なお茶であっても我々には涼しく感じられておいしい」といった意味である。ここに共通する天道干しとは、天日で乾燥させる番茶のことであり、古くから伊勢茶の産地として知られる三重県四日市市水沢《すいざわ》では、テントーボシというお茶が現代でも実際に作られている。これは八月に茶葉を刈り取り、蒸してから門口で干すだけという簡単なもので、カドバンともいった。

これらをあわせ考えると、中世後半期の日本において、茶の湯の抹茶と、粗放な番茶とが併存していたことがよくわかるのであり、まさにポルトガル人が見たとおり、上等の茶と庶民の茶という二つの流れが存在していたのである。

このように中世史料にみえるシバチャ、テントーボシというのが、庶民が日常飲用した粗放な茶の実態である。ここでその製法をあらためて確認すれば、茶葉を蒸して天日乾燥させると

いう単純なものである。しかしこの茶と、栄西が述べる製法で作られる茶との本質的な違いはない。つまり新芽にこだわり、焙炉を使用するかという素材の吟味と乾燥法だけの違いであるから、抹茶法が急速に寺院などに普及していくのに時間はかからなかったといってよいだろう。そして、より上質の茶を求める声に応じて商品としての高級碾茶が作られ始め、茶園を整備して施肥を工夫し、さらに覆下を設置するという大規模茶園が造成されていった。その中心が宇治であり、茶の品質を示す語彙も出現してくる。

つぎに内容的には柴茶と同じであるが、寒中に製造されることから、寒茶と呼ばれた例と、出荷された時の梱包形態から命名されたタテ茶について事例を挙げておく。これらは中世の記録には出てこないが、製造時期や運搬方法を考える上で参考になる。

8 愛知県豊田市足助の寒茶

蒸し製で、かつ揉むことをしないまま乾燥させるという製法は、実質的な製茶の始まり、といってよいのではないか。このタイプの典型を愛知県豊田市の旧足助町の寒茶にみてみよう。足助の香嵐渓という紅葉の名所に三州足助屋敷という観光施設があり、園内の茶店で出してくれるのが、この土地独特の「寒茶」である。同町東大見の大山鐘一さん(明治三十六年生)は、「番茶はうでる(茹でる)か、蒸すかどっちかだが、わしらはうでて作った」と語っている。山に自生している茶、これをヤマチャというが、株が古いのを下から切って、葉のついているところを熱湯に入れ、赤く色が変わってきて、ふくれば（振るうと）落ちるようになるまで茹でる。これを太陽光で直接干してカリカリになるまで乾燥させる。乾燥中、風に飛ばされないように笹竹の葉を落としたものを上にかぶせておく。近年は椎茸の乾燥機に入れて乾燥させる人もあった。飲む時は、薬罐の中にひとつかみいれて熱湯を注げばよい。五月の新芽で作ったお茶（煎茶）は、客が来た時に出すもので、貧乏人は普段は番茶をガブガブ飲む。普通のお茶は薬と一緒に飲んではいけないといわれているが、番茶は薬と一緒に飲んでもよい。

また、同町山ケ谷の村瀬ろくさん（明治三十四年生まれ）も、大山さんと同様に寒に根元近くから刈り取った茶の枝を桶かブリキ缶に詰めて蒸し、天日にはあてずに屋内に敷物をしいた上に広げて乾燥させた。天日にあてると臭くなるし、火にかけたりすると黒くなってしまうからだという。筆者の現地調査では、寒茶という呼称は聞けず、一般に番茶と呼んでいた。

岡山県川上郡平川村では旧暦四月か八月に番茶を作るが、このほかに寒茶と称して冬の寒に作る家もあり、寒茶は薬になるといっていた。(37) 寒茶という名称と製造時期、そして製法もほとんど同じ茶が四国にもある。徳島県那賀郡木沢村出羽や、その近くの上那賀町長安である。出羽では、十二月に入ってから山中のヤマチャの葉を丸坊主になるくらい全部摘み取り、釜で茹でて日に干すという。広島県神石郡油木町では、新芽で釜炒り茶も作るが、土用と寒に「しば茶」

を作る。これは薬にもなるといい、茶の木を根こそぎ切って葉をこき落とし、花も小さい軸もいっしょにして乾燥させる。(38)

寒に作るのは茶の養分が葉に濃縮されるので味のよい茶ができるからとされているが、他方では「寒」にまつわる民俗信仰と関わりがあるのではなかろうか。一般に寒の水は腐らないとか、寒水を徳利にいれて屋内の梁に載せておくと火事に遭わないという信仰がある。また寒の餅を保存しておき、あられにして随時食べるという習慣も広い。この足助地方にも同様な伝承があることから、寒のお茶がとくに体によいというふうに理由付けられたのではないかとも考えられる。

葉がすっかり硬くなり、しかも新芽の香りもないこの時期に作るというのは、現代の茶業界では考えられない。このことは、大石貞男がいうように、茶が元来は時期を問わずに利用されていたことを示しているのではないかと考えられる。(39)その意味でも、寒茶は最初に紹介した日干しの番茶や焼き茶に続いて古い時期の製茶方法を今に伝えるものであろう。松下智も、「茶摘み、製茶が大寒に行なわれるということは、現在の日本では、全く常識外」で、「日本茶の伝来と製茶技術をみると、蒸して造る方法が始めから導入されているわけで、日本茶としての特異性もそこにあり、日本茶製造の主流をなしているからである。しかも、中国唐代に於ける茶の造り方もその主流は、蒸し製であり、冬期の製造を是認しているわけである」としたうえで、この製法が「かつては、矢作川流域、巴川神越川など古くから定着していたものが、年代とともに消滅したことも推測され、この地方に古くから定着した稲作農耕民の伝えた製茶技術ではないかとも考えられる」と述べている。つまり、製茶技術のきわめて古い形がこの足助の寒茶にみられるとしている。(40)

9　タテ茶

タテ茶は、柴茶のような粗放な番茶が商品となったときの輸送形態にもとづいた呼称である。商品としての番茶は俵に詰めて輸送する場合が多かったが、タテとは、藁筵を素材にした容器のことで、おそらく荷駄《にだ》としての扱いやすさからとくに内陸部の馬による輸送を前提にした形態であろう。具体的には、三河の山間部において、タテ茶とは、筵をたててその中にいれたお茶をさし、すっこき茶ともいう。旧暦六月土用に茶の葉をすっこき、桶にて蒸し、日で乾燥させた番茶のことだとされる。(41)

江戸時代、三河から信州へ大量の荷を運んだ中馬《ちゅうま》という運送機関があった。馬による運搬であるが、その荷物の中に「たて茶」というのが、しばしば出てくる。たとえば、宝暦十年(一七六〇)七月から同十三年十月までの四十か月間に、飯田町(現在の飯田市)を通過した中馬の荷物の中に、松本行きの「立茶」が五千六百九十二駄あった。(42)一駄につき十四貫目入りの茶が二個つくので一駄あたり二十八貫目となり、単純に計算しても、十五万九千三百七十六貫目、月平均三千九百八十四貫目となる。

このように、バンチャの範疇に入る庶民の茶には、多様な呼称があったが、本質は同じで、蒸して日干しにした茶である。これに筆者がこだわるのは、たとえば、三河から信州に送られたタテ茶が、信州では振り茶という、庶民レベルでの抹茶法に使用されていたからだが、この場合も粉末にするのではなく煮出した茶汁を用いて茶筅で泡立てている。このような番茶を使用する振り茶は、近世の記録に頻出しており、後掲する表のように全国に及んでいる。つぎに、振り茶が栄西以後の最新流行の飲茶法として庶民社会に定着したことを民俗資料から見ていくことにする。

三、振り茶の民俗

1　富山県朝日町蛭谷のバタバタ茶

普通、茶を点てるといえば、抹茶に湯を注いで茶筌で攪拌し、薄緑色の茶の上に細かい泡をたてることをいう。いっぽう民間の習俗として伝承されてきた振り茶は、番茶を煮出した汁に塩を加え茶筅で泡立て、その泡を楽しむ感じで飲むものである。一見よく似ているため、振り茶の起源は、茶の湯の抹茶法が民間に流布したものであるという説と、素材となる茶が粉末ではない葉茶のままの番茶を煮出したものであることや使用する茶筅がササラ型であることなどを理由に、日本で独自に始まった民間の飲茶法であるとする説の一説が唱えられてきた。

まず振り茶の代表的な事例を紹介しよう。早くから特異な茶の飲み方として注目されていたのは、富山県朝日町蛭谷《びるだん》のバタバタ茶である。使われる茶は、地元にはなく福井県三方町で作られた黒茶という後発酵茶で、昭和五十年代を最後に現地生産が中止されたので、現在は製法を習得した富山県の農家が作ったものを使用している。この茶を囲炉裏にかけた薬罐で煮出し、抹茶茶碗を小ぶりにしたような五郎八茶碗に汲んで細い竹二本を束ねた夫婦茶筅と呼ぶ茶筅を用いて振りたてる。この時、茶筅が茶碗の縁に当たる音から、バタバタ茶と呼ぶようになったという。催される日は、祖先の忌日など仏教関係の日が多く、たいていどこかの家があたるので、それぞれ自分の茶碗と茶筅を入れた小さい布袋を手にした主婦や年輩の女性が集まってくる。塩気のきいた漬物を食べながら世間話に時を過ごすのである。

バタバタ茶は二〇〇〇年前後になると、ほとんどの家で日常飲まれることはなくなり、毎月五日のお講など定例が六回、そのほかに家々の各命日、毎日午前中の老人の家の集まりに催される程度になった。お講などは浄土真宗の集いであり、御領解《ごりょうげ》を仏前に告げ、改悔文《かいけもん》を一同で唱和してからバタバタ茶になる程度になっている(43)。バタバタ茶は富山県の朝日町全域、入善町一帯、黒部川東岸一帯のほか、新潟県の市振、親不知、青海、糸魚川、梶屋敷など、日本海に沿ったかなり広い地域で行われていた(44)。ただし、蛭谷などではお茶は各自がたて、また使用するお茶は黒茶であるのに対し、糸魚川では主人がたて、また茶は普通の番茶に茶花を加えて使うという相違点が認められる。(45)茶花を加えるのは泡がたちやすくするためである。

2 出雲のボテボテ茶

このように、バタバタ茶を含めての総称である振り茶の習俗は富山県の東北部にはかなり広く分布しているほか、名称は少しずつ異なってはいるが、日本各地に点々と見られる。たとえば、島根県松江のボテボテ茶、沖縄のブクブク茶などで、茶碗のかわりに桶で茶を振るところもあり、桶茶と呼ぶ地方も多い。

出雲のボテボテ茶は、松江市内でも戦前まではかなり一般的だった。今では一部の人達の間でしか見られず、喫茶店で観光客に提供したり、駅の売店でセットがみやげ物として売られている程度になったが、同じ島根県の安来市大塚丸山町では、今でも主婦たちがボテボテ茶を楽しんでいる。女性たちがそれぞれ漬物とか煮豆などをもって集まり、薬罐で番茶を煮出して茶碗につぎ、手製の茶筅の先に塩を少しつけて「振る」。泡立ったところに好みの具を混ぜて食べるのである。ここで使用する番茶は陰干ししただけの番茶で、これに茶の花を混ぜて茶を煮立てる。真宗地帯である安来市のボテボテ茶はお逮夜《たいや》の時にはヤドで全員に振る舞われた。ポテポテ茶ともいったという。塩だけで具を入れないときはスヂャといい、何杯か飲んで最後はこ

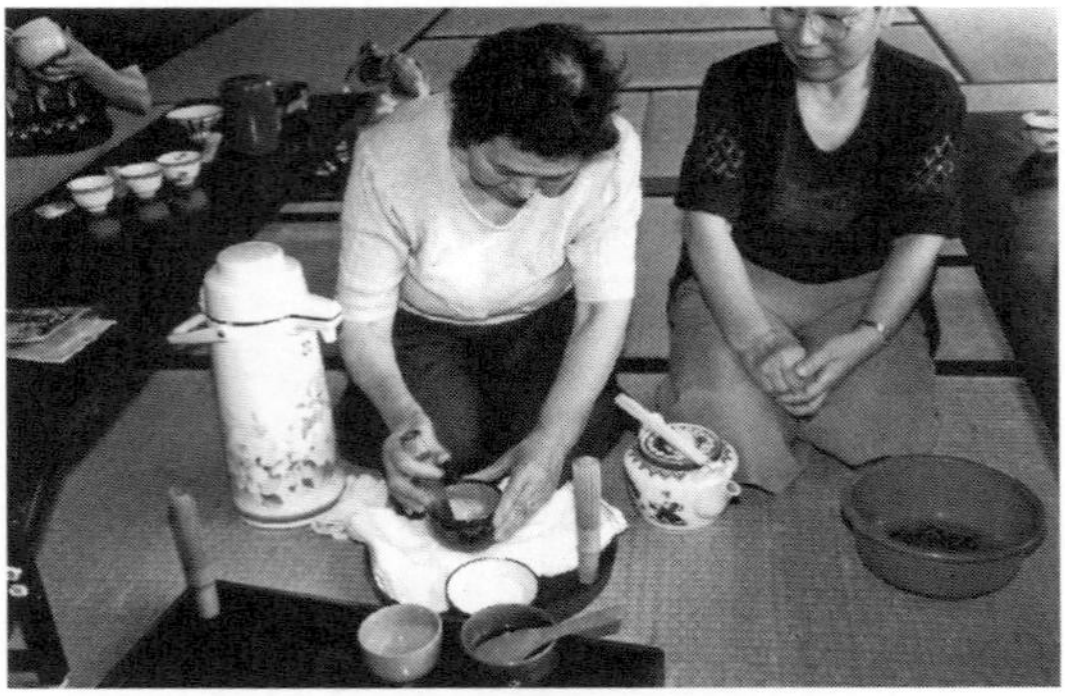

ボテボテ茶（島根県安来市、筆者撮影）

のスヂャで終わりになる。

同じく八束郡鹿島町御津では、ボテボテ茶のことを福茶ともいい、正月の三が日に主婦がたてて来客にも出す。祝い事で近所の人や親類を招いた時にも出す。ここではノギクの花を刈って陰干しにしたものを四センチほどに裁断して炒ったり、あるいはそのままを番茶といっしょに煮るので、キク茶ともいう。ボテボテ茶碗に茶を注ぎ、茶筅の先に塩をつけてたて、具を入れずに漬物を食べながらこの茶を飲む。あるいはご飯を入れ、箸を使わずに手で茶碗をたたいて寄せ、口に放り込む。これは徳島県や山口県に見られた尻振り茶にも通じる。

これに類した茶の利用法は、日本海沿いに東上し、福井県の小浜地方では江戸時代初期に行われていた記録があり、さらに最初に見たように富山県魚津市から新潟県の朝日町・入善町にかけて、かなり広い範囲でバタバタ茶の名で行われていた。日本海の海上交通が契機となって伝わった可能性がきわめて高い。

3　四国のボテ茶とオチラシ

ボテボテ茶とよく似た名称で番茶を振る例が四国にもある。香川県琴南町福家の竹地弘さん（大正十一年生まれ）によると、日干し番茶を煮出してゴロシチ茶碗に入れ、手製の茶筅に少々塩をつけて振り、十分に泡をたてる。その泡の上にオチラシ（麦焦がし）をのせ、茶碗をゆっくり回して泡が粉を包むような感じになったところで、口に放り込むような調子で飲む。ここでは午後二時頃にとる間食のことをオチャヅケというが、実際に茶漬けを食べるわけではなく、土地の表現に従えば「オチャッシを飲まんか」といって、この食品を食べたという。当地ではすでに番茶は作っていないので、普通のお茶を代わりに使って振り方を見せてもらったが、泡が十分にたたない。形だけでもと、これにオチラシを載せて試してみたが、粉が喉にはりついてひどくむせてしまった。逆にいえば泡がしっかりたっていれば、粉は泡につつまれたまま無事に喉を通過するのである。奥三河でも桶でたてたウケジャを飲む時にはたいてい香煎を食べたという。焼畑地帯の主要な食素材である豆や麦を食べる手軽な方法として、豆類や

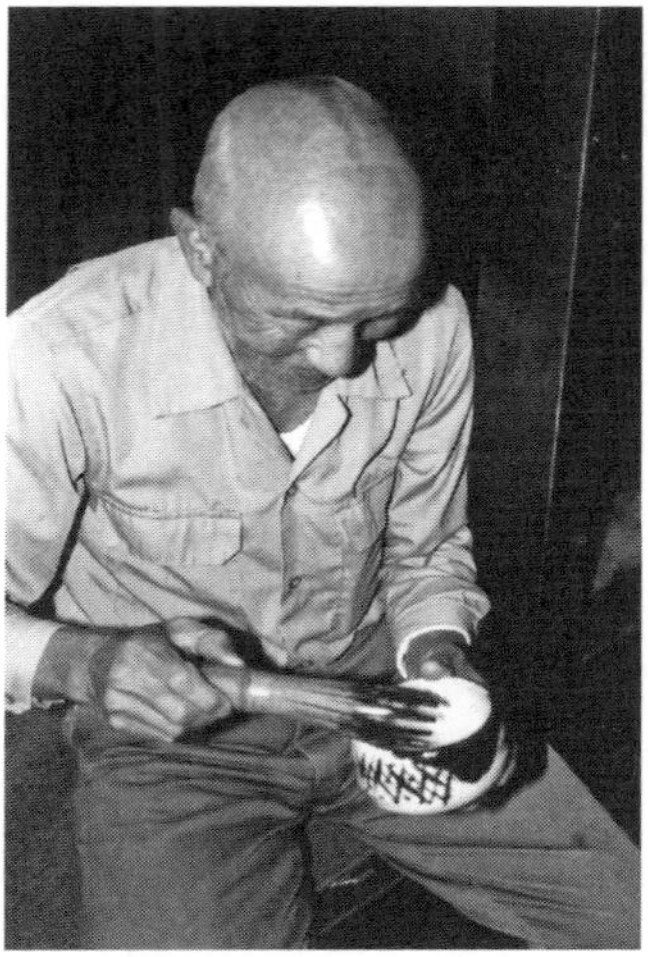

ボテ茶（香川県琴南町、筆者撮影）

炒り麦を粉（香煎、オチラシ）にするが、そのままでは食べにくいこのような粉類を手軽に食するうえで大いに役立ったであろう。振り茶の起源とは別に、粉食と組み合わされたことが、山村に振り茶の習俗が残った大きな要因であったと考えられる。

4　南島の振り茶

沖縄県那覇市のブクブク茶は、異常なくらい泡にこだわる。戦後すっかり衰えたブクブク茶を復活しようと努力してきた新島正子氏や安次富順子氏は、那覇市内の水道水のうち、どこの配水場の水道水がいちばん泡が立ちやすいかという研究までした。(46) もともとは戦前の那覇の市場などでも軽食がわりに売っていたという庶民の食べ物（飲み物）であったが、戦争後に忘れ去られようとしていたのを、戦災を免れた用具をもとに復活したのである。同じ沖縄県内でもかつての上流階級が住んでいた首里では全く行われておらず、庶民のものであった。使用する茶はサンピン茶（香片茶）と呼ぶ中国製のジャスミン茶で、しかも安価な方がよい。これを炒り米を煮た汁で急須を使ってだし、直径三〇センチほどの大きなクワの木製の椀に入れて、これも大きなササラ型の茶筅（一般の茶筅よりも長さ、太さとも大きく、人差し指と中指を突っ込んで持つ）で泡立てる。茶碗に小豆ご飯（普通の飯でもよい）を少々入れてこの汁をかけ、さらに泡を一杯盛り上げたうえに砕いた落花生を載せる。これを箸を使わずに吸い込むようにして食べる（飲む）というものである。安次冨氏が引用している東恩納寛惇の説では、博多僧によって伝来し、那覇を中心に行われた茶寄合風の点茶式が変化したもの、という。

鹿児島県徳之島にもフイ茶と呼ばれる振り茶があった。大島郡徳之島町亀では番茶を泡立てるだけで食物は混ぜない。正月と旧暦九月の年日（クスビー）と旅立ち三日目のミッチャ祝いではフイ茶が重視される。日常でも食前・食後、間食のオチャヅケ、それにちょっとした出来事にも寄り合って皆で楽しんだが、「冠婚葬祭などの特別な日柄にはフイ茶は出されなかった」。当地ではチャウイ（茶桶）に釜から茶を汲んで入れサスンと呼ぶ茶筅で泡立て、桶から直接茶碗に小分けする。なお茶筅はクマザサの葉を取り除いた枝を細紐で一本一本束ねたものである。(47) 徳之島町の隣にある気仙町阿権では、やはりチャウイと茶筅で茶をたてるが、茶筅は竹の先端を裂いて作ったものと、徳之島町と同様にコサン竹を結び先端の小枝を利用するというタイプがあった。(48)

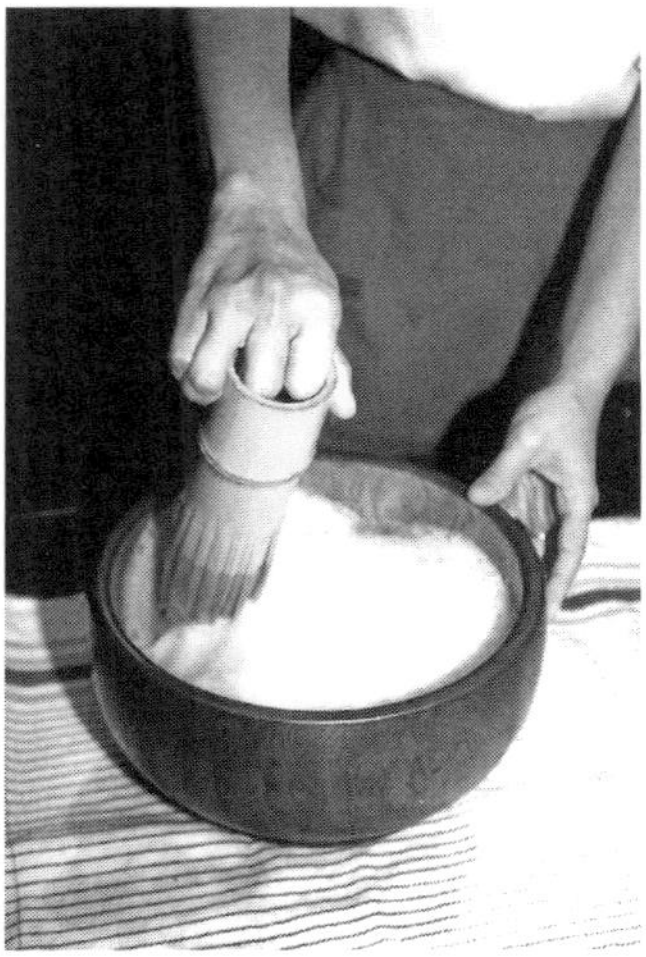
ブクブク茶（沖縄県那覇市、筆者撮影）

このように現行の民俗例を瞥見しただけでも、振り茶という抹茶法の一種が広く伝承されていることがわかり、しかも実際にたてて楽しんだのは女性であったことに注目しておきたい。

5　振り茶の起源をめぐる諸説

振り茶についての先駆的な研究者である漆間元三は、振り茶は抹茶法に酷似してはいるが、抹茶ではなく番茶を使用すること及び泡立たせることを「たてる」と呼ぶことから、振り茶は泡立ちさせることによって薬神の顕現（＝たつ）を願い、茶の効用を倍加させることを願うという信仰的な行為であると解釈した。(49)同時に、振り茶を行う際、女性が普段は一家の主人しか座ることのできない囲炉裏のヨコザに座ることに着目し、徳之島などでは炊事を行う窯屋と母屋とが別棟となっている民家形式があることをもとに、窯屋は女性が食事を作る場として、いわば女性専用の空間であったのが、その窯屋が母屋と連接するようになってから炊事を行う囲炉裏のヨコザは男性に譲られたが、女性のみが炉辺を占めて茶を喫する振り茶という「茶会」の行われるとき、二棟造りの時代の窯屋がそこに再現されるとしている。(50)

この漆間の主張のうち、振り茶を信仰面から説くことには賛同できないが、調理の場と女性（主婦）との関連に着目したことは重要と考える。振り茶について筆者は、使用される茶が番茶であることと、番茶は茶粥などのように調理のベースとして広く使われてきたことを根拠に、イエにおいては女性が食、ひいては囲炉裏の火の管理者としての役割を有していたことにより、振

り茶が女性の集いを媒介してきたと考えている。(51)

このように、主として民俗事例を中心に考察されてきた振り茶であるが、後掲の表に見るように近世の史料にも高い頻度で振り茶が出現すること、しかも東北から西国にいたるまで、ほぼ全国にわたって日常の茶の飲用法として記録されていることを勘案すると、かつては振り茶が庶民の屋内における日常的喫茶法の一つであった可能性が高い。たとえば、近世のあらゆる事象を考証し内容的にも信頼できる『喜遊笑覧』（文政十三年＝一八三〇成立）に次のような記述がある(52)にもかかわらず、その意味はほとんど注目されていなかった。

むかしは都鄙ともに、晩茶の煮たるを茶筅にてたてゝ飲たり。故にさゝら摺、常に茶筅を売ありけり。黄檗の隠元禅師唐茶の製法を伝へてより、出し茶といふ事始り、薬鑵の嘴長きも此時出きぬ。許六が雲茶店銘に、「雲茶・散茶御用次第にめさるべし」。雲茶とは、磨茶をいひ、散茶は葉茶をいふ也。烹茶〈センチャ〉の精《くわし》くなりしも、淹茶〈ダシチャ〉と同頃よりなるべし

文政期からみての昔には、町も田舎も晩茶の煮たのを茶筅でたてて飲んだので、ささら摺りが常に茶筅を売り歩いたのだという。番茶を煮出して茶筅で振る、という習慣が広範囲に行わ

れていたと考えるべきであろう。

さかのぼれば、江戸の風俗を記した『宝暦現来集』(53)には次の記述がある。

○安永天明の比迄は、老人朝茶を汲て、茶筌にて立る時は茶泡立ける、是を好みて呑たる者也、いまはなきか、田舎老人には適には有之が、其比は浅草観音地内楊枝見世には、家毎並べて売しもの、近比は余り見かけず、古へは粉を挽時は、比茶せんにて臼を払たるが、いまはみこほうきにて払故、茶筌家毎になし、寛政比よりは何事も替りし事多し、

安永天明の頃というと、一七七〇年から八〇年にかけての頃である。この茶筌《(ママ)》は臼を払うときに用いるとあるから、番茶をササラ型の茶筅で振り、朝茶として飲んでいたということになる。それが天保の頃にはもうなくなってしまった風習で田舎の老人の間にはたまにあるという。この記述は上田秋成『清風瑣言』の「辺土にあり」という記述に通じる。(54)

茶本は烹点の分製《ワカチ》なかりしを。後世中下の麁製出てより。別種二用となれる者也。今も辺土の風俗に。茶葉を舂《ウス》に搗。或は揉砕きなどし。烹て茶筅を用て点服す。是を泡茶《ハウチャ》ともふり茶とも呼は。上世の遺風なるべし。

近世の若狭すなわち福井県小浜市内でも振り茶が行われていた。宝暦七年(一七五七)の自序がある『拾椎雑話』には、「六七十年以前までは煎じ茶を茶筅にて立、泡立しを賞頑いたし、朝夕如此、下々姥嬶は猶々茶を点て申事其時の習ひ也」であったが、四十年このかた廃りはじめ「老人の呑付し迄せん茶よろしとて茶せんは今はた見ることもなし」(55)とある。一七〇〇年代の末頃までは茶筅で泡立てる振り茶が広く嗜まれていたのが、近年は煎茶にとってかわられて茶筅など見ることもなくなったというのである。

このような事例を勘案すると、戦国末期から近世初頭にかけての絵画資料に見える抹茶法のかなりの部分は、煮出した番茶の汁を用いた振り茶であった可能性がある。そして近世中期になると、振り茶が広く日本全国に普及していたことは、多くの史料が物語るところである。

四、振り茶と桶茶

1 桶茶の背景

振り茶に際して、茶碗ひとつごとに振る場合と、大きな容器を使って一度に茶を点て、それを茶碗に小分けする場合があり、その容器に桶が使用されたことから振り茶のことを桶茶と呼んできた地方も多い。

近世駿府（静岡市）の世情を記した『駿河志料』の簓村《ささら》の項に「此国の風俗古へは、朝夕茶を煎じ、さゝやかなる桶に入、抱へて簓を以てほだてゝ喫す、此簓を此里にて製す、茶筌なり、近世は此ことなし」(56)とあり、さらに「とぼけた老婭、小桶で茶をひれ」という子供の囃子言葉を添えている。老婭とあるのは、婆さんという意味であるから、小桶で茶を振るのはやはり女性であったことがわかる。ちなみに大正初期の編さんではあるが、『玉川村誌』に同じく静岡市の山間部、旧玉川村での振り茶が紹介されている。(57)

昔は茶を炊り茶臼にかけて粉となし、其粉を桶（三升樽位）に入れ鍋にて湯を沸し、其沸したる湯を桶の中に入れて振り出して後、茶碗にて飲みたるものなり。此桶の茶を振るの務は新妻相務申す処故、妻を迎ふれば人は皆茶振りを貰ふて御目出度となん言ひたりと。

さきに柴茶の例として一部を引用した『民具問答集』には、奥三河のシバ茶の飲み方について「茶桶と茶筅」という夏目一平の二度にわたる報告がある。明治中ごろ、愛知県北設楽郡津具村から二里ほど北方の信州境の猪古里《いのしごり》で茶を点てた様子を「茶がまの中に茶ンブクロを二ついれて（麻布か藤布で作った竪五、六寸、横四、五寸位の袋へ、シバ茶を入れ細い麻の紐で口をくゝったもの）、濃く煮出いてマツカイ色（多分赤黒い色か）をしたのをヒシャクで桶へくみ込んで、さゝの様なものでかき交ぜて、泡が立ったのも泡も汁もいっしょに外の小さなヒシャクで茶飲茶碗へくみこんで呉れタガ、チカといふ娘は呑んだがうまくなかったさうです」とし、さらに同じ集落出身の男性の子供の時分の体験として「竹の一尺ばかりの細く割ったササラ又は櫂の状をした木の棒で、凡三十分位もかき交ぜる時は自然に泡が立つて小桶に泡が盛り上がる様になるのを待つて、竹の小ビシャクで茶飲茶碗へすくひ込み、それを飲むが、すきなひとは一桶位飲んだ」、また豊根村では桶に茶を汲んだところで塩を一つまみ入れてかきまぜたという伝聞も記しており、添えられた小桶の写真には高さ一九センチとあり、脇に立てたササラ型の茶筅もほぼ同じ長さである。(58)

また原田清によれば、柴茶と呼ぶ粗製の番茶を茶袋に入れて茶釜で煮出し、茶柄杓で茶桶に汲んで塩を少々淹《い》れる（入れる）。これを左で抱えるようにもち、膝の上で少し傾けて右手の茶筅で手早く振る（かき混ぜる）。泡が桶一杯に立つと小さい茶杓で泡と茶を飯茶碗ほどの大きさの茶碗に泡が山盛りになるように汲みだし、それをクツクツと吸うように飲む。泡が口のまわりにくっついた。この時、必ず香煎をなめた。(59)

この内容は沖縄県那覇市のブクブク茶と驚くほど似ている。奥三河の桶茶と比べれば、桶が木椀に、日用の柴茶がジャスミン茶に、香煎が飯と落花生に、と変わっているだけで、本質は全く同じである。

桶茶の事例をもう一つ挙げる。島根県仁多郡横田町大呂でウケジャというのは、もちろん桶

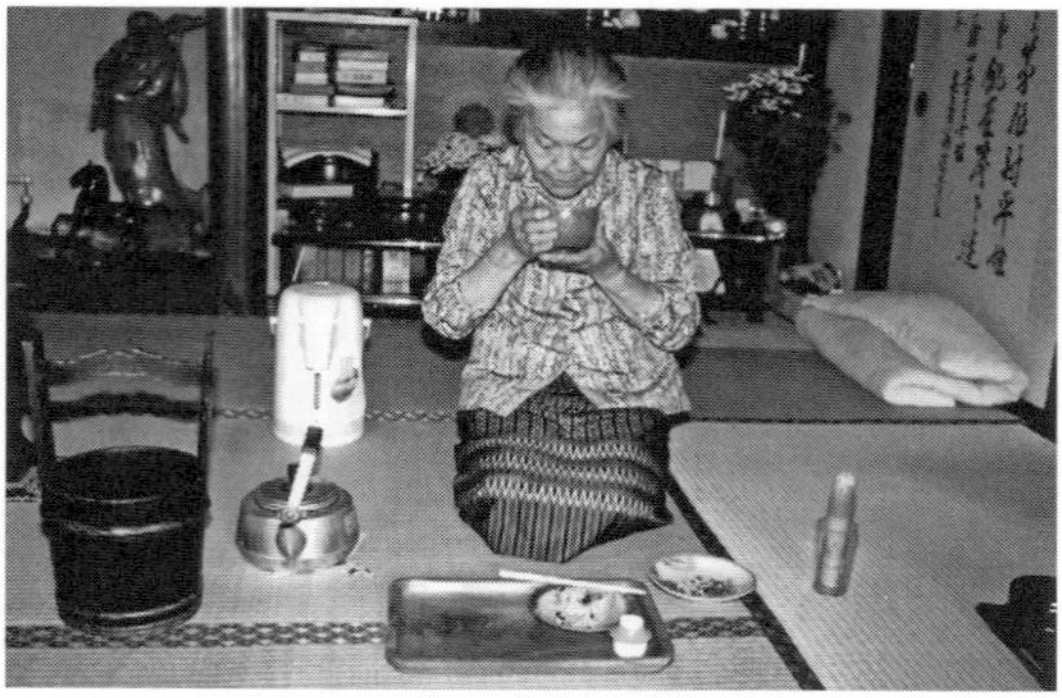

ウケジャ（島根県仁多郡大呂、筆者撮影）

茶のことであるが、ここでは正月に黒豆を入れた茶粥を作り器にのせて桶に入れる。そしてこの桶を傍らにおいて自家製の番茶を用い、ササラ型の茶筅を振って茶を点てる。桶茶とは言いながら、桶は直接には使用しない。しかし以前に使用していた茶筅は現行のものより長かったというから、桶で茶を振るための茶筅であった可能性が高い。つまり、方式は一見異なるが、これもまた桶で茶を振ってから小分けしたものとみてよいだろう。

このように桶茶とブクブク茶とは本来は同じもので、大きな容器で大量の茶を点て、集まった人々に小分けし、皆で楽しくいただくという形式の茶であった。これは西大寺の大茶盛の光景を彷彿させる。西大寺では大茶碗で回し飲みをするのだが、最初から回し飲みを目的とするのであれば、それにふさわしい大きさの茶碗を使うのが普通であろう。大衆に振る舞う茶を巨大な茶碗で一度に点て、それを小分けしていたと考えられないだろうか。西大寺の大茶盛の始まりは、延応元年（一二三九）とされてはいるが、史料上の裏付けはない。起源はそれほどさかのぼらない可能性もある。したがって、それが茶碗ではなく桶であった想像も許されるかもしれない。桶茶という言葉でくくられる振り茶とは、寄合における喫茶法がそのまま地方に伝播したものと考えられ、ひいては栄西以降の寺院大衆の茶の形態を留めるものと考えてよいのではないか。

桶で茶を点てるということを想定すると、さきの狂言「今神明」において、茶を売ることをあきらめた男の小歌に「ひの木茶桶」が出ていることに気が付く。これは桧製の桶であるが、これも数人を相手に茶をまとめて点てるための桶であったかもしれない。奈良県吉野郡大塔村には囲炉裏の主婦が座る座名にチャオケンザがある（『綜合日本民俗語彙』）。奈良県では桶茶の事例は報告されていないが、橿原市には大茶（桶茶ではないが）と呼ばれる振り茶が現在も行われていることをみると、この座名は主婦が桶茶を振った名残であるとみてよい。

さらに四国のあちこちに、毎朝小さな桶にお茶を入れて仏前に供える家があり、この桶は茶湯桶と呼ばれている。桶は、深さ・直径とも一二、三センチほどで、片側に取っ手がついた手桶型のものと、普通の桶の形のものとがある。手桶型は愛媛県周桑郡の石鎚など、普通の型は徳島県那賀郡の木沢村や名西郡神山町神領寄居などにあった。いずれも長年にわたって線香の煙を浴びたせいか、真っ黒になっている。同県那賀郡羽ノ浦町古庄では、毎年のお盆に団子や花菓子などとともに茶を入れて供える。(60) 現在では、仏具屋に寄って見てもこの桶は売っておらず、たいていの家では古臭い桶は処分してしまって茶碗を使うようになっているが、これらの茶湯桶は桶茶と関係があると思われる。四国にもボテ茶と呼ぶ振り茶がある。これは全くの推測であるが、かつては小桶を使った桶茶の習俗があったのだが、早い段階でそれが廃れ、桶だけが茶湯を入れる容器として仏前に供えられるようになったのではないか。茶を供えるならば白木の椀でもよいのだが、白木の椀は古い神事で非常に神聖視されていたから、むしろ閼伽水《あかみず》を汲む桶にも通じる茶桶は仏前に茶湯を供える容器としてふさわしい。つまり、茶湯桶は振り茶の名残であると考えられるのである。

さきに焙炉に関して引用した信濃国定勝寺の什器類には、茶碗などとともに「茶水桶　曲物三ケ桐桶一ケ」が挙がっているが、祢津宗伸はこれについて、湯を沸かすための水を入れる桶ではなく、茶湯桶である可能性を示唆している。(61)

2　振り茶と塩

さらに振り茶に塩が欠かせなかったという点をあらためて考えてみたい。後掲の振り茶一覧表に明らかなように、多くの場合、茶に塩を加えている。これは味わいの点から、茶の渋みを緩和することと、身体に必要な塩分を摂取するためでもあろうが、本来的に茶は塩を加えて飲まれていたことと関係がある。すなわち『茶経』において、陸羽が茶を純粋に味わうことを主張しながらなぜか塩を加えていたことを想起したい。

これと関連して注目すべきは平安時代の『経国集』に採られた宮女、惟氏の詩である。そこでは「山傍老」が山中の茗《ちゃ》の新芽を摘み囲炉裏（原文は金爐とあるが、これは炉の美称）で炙って乾燥させ、これを煮出して碗に汲み、「呉鹽和味味更美」、つまり塩を加えて味を一層深くしているということになる。ここに描かれた茶の製法は、最も原始的な製法でありしかも現代にまで継承されている焼き茶そのものである。

したがって、茶と塩との深い関係を考えれば、宮廷における唐代陸羽流の餅茶とは異なる、民間の番茶の姿を記録したものと解釈できる。この詩の主語たる山傍老は、その実態はさておき修辞的には山里の男、と理解できるから、この茶が自家用の番茶である可能性はさらに高いと考えてよい。この惟氏の詩の内容を裏付けるような史料はないが、すでに平安時代から茶に塩を加えるという、アジア各地に共通する飲用法が日本でも存在していた可能性が高い。中国では宋代になると茶に塩を加えることはなくなり、栄西が将来した宋式抹茶法にも塩を加えることはでてこない。中国ではおそらく十一世紀には茶から塩は排除されたのである。

では、振り茶と塩の関係から何が言えるだろうか。筆者は次のように考えている。振り茶が上流の抹茶法を模して庶民世界に定着したとき、本来の抹茶法には塩は最初から添えられていなかったにもかかわらず、振り茶にあえて塩が加えられたのは、庶民の番茶飲用に際しては塩が不可欠であったためである。庶民にとって塩は茶に加えるのが当然という前提があったのである。番茶に塩を加えて飲んできた庶民が抹茶法を模した時も、塩を捨てなかったということになる。

群馬県世良田長楽寺の「永禄日記」(『群馬県史』)には、「鹽茶ヲノミツル」(永禄八年七月二十五日条)、「茶子少用、鹽茶ヲ喫シ」(同年九月二日条)とあり、これは茶に塩を加えて飲んだと解釈できる。寺院においても茶に塩を加えていたのである。

上流社会の抹茶法は、時代とともに精神的な深みを求めて特異な発達を遂げていくが、その形式を模倣した振り茶は、あくまでも日常の茶という基本に沿って生き続けた。茶と塩との関係は次のような形で幕末まで続いていた。秋田藩士、伊頭園《いずえん》こと石井忠行(一八一八〜一八九四)は秋田城下の茶事情について次のように記している。(62)

近年迄仙北辺古風なる家は、ほふろくにて茶を煎て、鉄の小釜にくつくつと煮て茶碗に汲、小瓶に塩入て、匕杉箸抔にて少し茶へ入かき立て呑し也。八森岩舘辺にて常々セナミ茶とて皀角子(サイカチ)の芽と烏とまらずの芽と、今一ツ何やらの芽と三種合して干たるを用ゆ。扨、以前は土瓶も皆弦懸にて湯を沸し、直に其湯へ茶を入たるに、今は別に湯を沸して茶を入れる小土瓶に指す也。種々さまさまの器物新製して花美となりし也。(中略)此匕は多分栗のヘタに杉箸の柄を付けて、塩を入たる小瓶は茶盆に添置く也。茶は中以上の暮し方なる、俗に親方株の百姓の事にて、其以下は常に茶を呑む事無き方也

古風な家では、番茶を飲むときには、塩入れから塩を茶に入れ、杉箸の先に栗のヘタをつけた「杉匙箸」でもってかきたてる習慣であった。杉匙箸が茶筅と同様な役割を果たしており、これは振り茶の一種とみてよいが、近世には茶に塩を入れるのが普通であったらしいことがわかる。

愛知県の桶茶についてはすでに事例を挙げたが、長野県下伊那郡向方のある物持ちの家では、使用人に対し茶に塩を入れることを禁じたところ「塩なしで茶が飲めるものか」と、茶筅の頭の部分を大きめに作りそこに塩を盗んできて茶に入れたので、一年に塩三俵も余計に使われたという話がある。(63)

3 振り茶の終焉

文人たちが愛好した茶は、当初は中国風の唐茶であった。隠元が日本にもたらした茶はおそらく中国福建省あたりで盛んであった工夫茶であったろうが、その飲用形式に倣った喫茶の習俗が、彼らの間で流行していた。文人たちの茶に大きな影響を与えた売茶翁と、蒸し製煎茶の製法を完成させた永谷宗円との出会いにより、新しいタイプの茶が次第に広まっていくことに

形状	塩	具	年　代	振る人	出典その他
葉	有		幕末期	老婆	弘藩明治一統誌月令雑報摘要抄
	有		寛政8年(1796)	主婦	菅江真澄『外浜奇勝』
	有		幕末期		『伊頭園茶話』
			18世紀末	秋田女郎衆	本居宣長『玉勝間』
			天明期	姉様婆様(主婦)	『先代風』
葉	有		昭和期		漆間元三『振茶の習俗』
葉	有		昭和期		漆間前掲書
葉			昭和期		漆間前掲書
			文政11年(1828)		『秋山紀行』
葉	有		現行	主婦	筆者調査
葉			昭和期	主婦	清原為芳「バタバタ茶の習俗」
葉			昭和期	主婦	清原前掲書
葉	有		昭和期	主婦	清原前掲書
			安永末まで		『南総珍』
			安永・天明期	老人	『宝暦現来集』
			文政期以前	都鄙とも一般	『嬉遊笑覧』
末			大正期	主婦	稿本『玉川村誌』
			幕末期		『駿河志料』
	有		文化15年以前	老人	原田清引用「坂柿一統記」(『設楽』16号)
末	有		明治期？		漆間前掲書(桶から客に小分けする)
	有		明治末	老女	原田清「山村喫茶民俗」
			明治		原田前掲書・『民具問答集』
			明治		松下智「三・信・遠の製茶・喫茶用具について」
			明治		松下前掲書
			天明6年(1786)	茶屋の女	『東街便覧図』(完成は寛政7年=1795)
			19世紀末？	姥嬶(主婦)	『幾里茂草』
			大正期		原田前掲書
			幕末期		原田前掲書
葉			寛政期(18世紀末)		向山雅重引用『農夫論語』
葉			1800年以前		『清風瑣言』
末	有		文政期→現行		筆者調査
			19世紀初期		空也堂の縁起
葉			1700年頃	女(下々姥嬶)	『拾稚雑話』・『稚狭考』
	有	有	現行		漆間前掲書
	有	有	現行		漆間前掲書
葉	有	有	現行		島根県教育委員会『島根県下30地区の民俗』
		有	現行		『日本民俗地図』Ⅸ解説書
		有	文化11年(1814)		『日本九峰修行日記』
			文政2年(1819)	山村の老婆	『備後国福山領風俗問状答』
		有	文化11年(1814)		『日本民俗地図』Ⅸ解説書
葉	有	有	昭和期		筆者調査
	有	有	現行		漆間前掲書
	無		現行		漆間前掲書
		有	現行		筆者調査
			現行		漆間前掲書

注１：年代は、記録上の初見を示し、そのまま現代にまで継承されているという意味ではない。明治以降の場合はその時期までは存在したという意味である。また現行とあるのは、報告書刊行時点である。

注２：新潟県の糸魚川地方、長野県南部、愛知県北部、島根県、香川県などの場合は、たまたま調査地区となった個別の地名が挙げられただけであり、広い範囲で行われていたことが推定される。

振り茶の記録一覧

番号	場　所	呼称(方法)	茶の種類、用具など
1	青森県弘前城下	茶を点じる	初霞(後世では番茶クラス)
2	青森県舘岡	(茶を振る)	〔茶〕
3	秋田県秋田市(秋田城下)	(茶をかきたてる)	[番茶？]匕杉箸使用
4	秋田県内	(振る)	〔茶〕
5	宮城県仙台市	(茶を振る)	ささら型茶筅・五郎八茶碗
6	新潟県糸魚川市域	バタバタ茶	番茶ほか→茶袋
7	〃　糸魚川市梶屋敷		番茶・茶花→茶袋
8	〃　西部海岸部	タテ茶	番茶・煎り豆他→茶袋
9	新潟県秋山郷	茶をたてる	煮出す・大茶碗から小分け
10	富山県朝日町蛭谷	バタバタ茶	黒茶→茶袋
11	〃　朝日町羽入	バタバタ茶	黒茶→茶袋
12	〃　入善町	バタバタ茶	
13	〃　入善町吉原	バタバタ茶	
14	千葉県君津市鹿野山	(茶をたてる)	山茶・茶筌・五郎八茶碗・青ザシ
15	東京都(江戸市内)	(泡立てる)	茶筅
16	東京都(江戸市内)	(茶筅にてたてる)	晩茶・茶筅
17	静岡県静岡市葵区旧玉川村	(茶を振る)	煎茶
18	静岡県中部(駿河国)	(ほだてる)	煎茶
19	愛知県東栄町旧御殿村	(たてる)	茶
20	愛知県東栄町中設楽柿野	(茶を振る)	番茶(石臼で挽き粉をチャノコという)
21	〃　　東栄町粟代	(茶を振る)	シバ茶(番茶)
22	〃　　豊根村粟世	(茶を振る)	シバ茶(番茶)
23	〃　　津具村	桶茶	
24	〃　　稲武町	桶茶	
25	愛知県知立	(茶を振る)	絵画に茶筅が見える
26	長野県小諸市	泡立てる	番茶・茶筅・五郎八茶碗
27	長野県天竜村向方	(茶を振る)	
28	〃　天竜村大河内	(茶を振る)	
29	〃　上伊那郡飯島町	(茶を振る)	柴茶(番茶)
30	京都府(京大坂から見た)辺土	泡茶・ふり茶	茶葉を粉砕し烹る
31	奈良県橿原市中曾司	大茶	煎茶(碾茶)
32	京都市中京区蛸薬師	(茶を振る)	煎じ茶
33	福井県小浜市	泡立てる	煎じ茶・茶筅
34	島根県松江市奥谷町	ボテボテ茶	番茶・茶花
35	〃　八束町大根島	ボテボテ茶	番茶
36	〃　仁多郡横田町	ボテボテ茶	番茶・茶花
37	〃　大原郡木次町寺領	ボテボテ茶	茶花
38	〃　(石州・雲州)	(茶を振る)	煎茶・筌
39	広島県(備後国福山領の山村)	(茶を振り泡立てる)	
40	香川県琴南町美合	(泡立てる)	香茶(番茶？)
41	香川県琴南町下福家	ボテ茶	日干し番茶・ササラ型茶筅
42	愛媛県松山市	ボテ茶	番茶またはクコ茶
43	鹿児島県徳之島町	フイ茶	番茶または弘法茶
44	沖縄県那覇市	ブクブク茶	中国茶
45	〃　伊計島	ぶくぶくのお茶	

なる。この急須で淹れて飲む茶の拡大によって、旧来の番茶の位置付けが大きく変わっていくことになった。すなわち、上流階級の抹茶及び高級煎じ茶、庶民の日用の番茶というように大きく二つに分けられた茶の中間に、急須を用いる高級煎茶が入ってきたのである。この茶は、やがて煎茶道を生み出し、独自の礼式作法を形成していくが、その多くは男性が主導した。蒸し製煎茶がさらに一般化していくにつれて急須ないし土瓶が普及し、都市部においても旧来の煮出して飲む番茶から、購入者の経済力に応じて下級品ではあっても熱湯を注いでそのまま茶碗に注ぐという飲用法が普通となった。近世中期に江戸市内で茶の訪問販売をしていた駿河の茶商人の記録を見ると、極上の茶と廉価な茶との価格には八倍の開きがあった。また宝暦年間の売上帳では、七十五名ほどにのぼる販売先の大部分は下町の職人や商人で、大工、表具屋、曲げ物屋、畳屋、豆腐屋、紺屋などのリストが記録されている(64)。

こうして都市住民の間に農村部の自家製番茶とは異なった商品としての茶(下級茶の代名詞となる番茶)が普及していき、振り茶は時代遅れの遺物となったのである。同時に、茶に塩を混ぜるという食と密着していた古来の習慣も薄らぎ、それと並行するように茶と主婦との関係も都市部においては忘れ去られていく。

おわりに――抹茶法と振り茶は同根の習俗

栄西が『喫茶養生記』で説いた宋伝来の抹茶法は、舶来の新たな喫茶法として武士や寺院、貴族の間に普及し、やがて闘茶のような享楽的な要素を排して茶の湯という日本を代表する総合芸術として発展していく。他方、庶民社会にもこの新しい抹茶法が流行していった。その背景には、製茶法がすでに日常的な飲料として存在していた番茶の製法と工程的にはほとんど変わらなかったこと、泡立てるための茶筅は、単純なササラ型であり、自ら容易に製作できたことが挙げられる。

由緒ある茶園の茶を丁寧に焙炉で乾燥させた茶を挽いて舶来の茶碗で飲む場合は貴顕の儀礼となろうが、単純な製法の番茶を挽いた粉末を溶くか、番茶を煮出した汁を用い、手製のササラ型の茶筅で攪拌すれば、一般の農民でも最新流行の抹茶法を体験できる。これが庶民社会に普及した振り茶である。

番茶を用いることは、食を通じて深い関係があった女性が振り茶を楽しむ契機となり、振り茶は女性の茶の集いに欠かせないものとなった。とくに桶で点てた茶を小分けして皆で楽しむ桶茶は、その集団性から皆でお茶を飲みながら、おしゃべりをする機会となった。大茶とはこのように振り茶を中心とする女性の集まりをさす言葉であったと思われる。(65) しかし、大茶は本来が寺院大衆に振る舞うために一度に大量の茶を点てることを意味した可能性がある。西大寺の大茶盛は、現時点ではやや珍奇な風習に見えるが、これを本来は桶で茶を点て、それを小分けして大勢に振る舞った寺院行事であったとみることができるかもしれない。それは茶の集団性を体現したものでもあり、庶民社会においては食を通じて茶との関わりが深かった女性たちの大茶となったのではないだろうか。

このような集団的な楽しみとしての振り茶（大茶）は個人の喫茶法としても一般的なものとなり、旧来の番茶飲用時の伝統を継承して塩を加えることがごく普通に行われた。しかし、蒸し製の煎茶と急須が普及し始めるとともに、振り茶は時代遅れの年寄りの好むものという印象を与えるようになった。高級煎茶とは縁のない庶民は番茶を飲み続けるが、振り茶という手間をかけることは時代の趨勢に合わず、次第に忘れられ、都市民から見ると辺土に残る古習となっていったのである。

以上を総括すれば、栄西の帰朝を機に日本に入ってきた宋時代の喫茶法は、その後もたとえば円爾などの留学僧を通じていっそう寺院貴顕の間に広まっていき、同時に最新流行の喫茶法として広く民間にも受け入れられていった。つまり、宋式の抹茶法は、受容し発展させた社会階層の違いによって「茶の湯」と「振り茶」という、全く異なる様相を呈することになったが、もとは同根の喫茶法であったといえるのである。

しかも一方は男性の社交に欠かせぬ芸術となり、他方は女性の集いの代名詞になった。明治以降、茶の湯が女性の嗜みとして女性社会に拡大していくのも、もちろん茶道家の普及努力も大きかったが、女性と茶とは本来的に結びついたものであり、茶の湯の世界が女性のものになったというよりも、あえていえば、女性と茶の関係が女性の集いという形で復活したのだ、という一面があるのかもしれない。

註

(1) 楢林忠男訳註『喫茶養生記』〈東洋文庫日本の茶書1〉(平凡社、一九七一年)。
(2) 布目潮渢『茶経詳解』(淡交社、二〇〇一年)七三頁。
(3) 現代語でさらりと読む茶の古典シリーズのうち『茶経』(淡交社、二〇一三年)三九頁ほか。
(4) 程啓坤「唐代における茶葉の種類およびその加工に関する研究—主に陸羽『茶経』に拠って」熊倉功夫・程啓坤編『陸羽『茶経』の研究』(宮帯出版社、二〇一二年)二二三〜二二六頁。
(5) 小川後楽『茶の文化史』(文一総合出版、一九八〇年)九一頁。
(6) 布目潮渢『茶経詳解』(淡交社、二〇〇一年)一六一頁。
(7) 中村修也「季御読経にみえる茶」(『茶道学体系二　茶道の歴史』淡交社、一九九九年)三五四頁。
(8) 中村修也「栄西以前の茶」(『茶道学体系二　茶道の歴史』淡交社、一九九九年)三四七頁。

（9）神津朝夫『茶の湯の歴史』（角川書店、二〇〇九年）五六頁。
（10）中村羊一郎「柳田國男が見た山茶」（ヨーゼフ・クライナー編『日本民族の源流を探る』三弥井書房、二〇〇二年）六八頁。
（11）日本古典文学大系85『沙石集』（岩波書店、一九六六年）五〇〇頁。
（12）内山一元『茶筌博物誌』（東京書房社、一九七四年）八五頁。
（13）『上田秋成全集』第九巻（中央公論社、一九九二年）。解題には、『清風瑣言』の続編のつもりで文化四年（一八〇七）に執筆されたとある（三三五頁）。
（14）高橋忠彦「『茶具図賛』に就きて―研究と訳注（下）―」（『東京学芸大学紀要・第2部門・第49集』一九九八年）。
（15）福島金治「鎌倉と東国の茶」（『テーマ展図録　鎌倉時代の茶』神奈川県立金沢文庫、一九九八年）。
（16）『日本常民生活絵引』第四巻（平凡社、一九八四年）二五五頁。
（17）鈴木正貴「尾張の拠点城館遺跡出土の瀬戸美濃窯産陶器」（『愛知県埋蔵文化財センター研究紀要』第二号、二〇〇一年）。
（18）木川正夫「茶筅状竹製品の系譜―岩倉遺跡出土茶筅の位置づけ」（『愛知県埋蔵文化財センター研究紀要』第一号、二〇〇〇年）。
（19）ジョアン・ロドリーゲス『日本教会史・上』大航海時代叢書Ⅸ（岩波書店、一九六七年）五六七～五六八頁。
（20）島田勇雄訳注『本朝食鑑』東洋文庫版第二巻（平凡社、一九七七年）一一五頁。
（21）田邊貢『実験茶樹栽培法』（西ヶ原刊行会、一九三四年）三三七頁。
（22）ジョアン・ロドリーゲス『日本教会史・上』大航海時代叢書Ⅸ（岩波書店、一九六七年）五七〇頁。

(23) 宇治市歴史資料館『宇治茶―名所絵から製茶図へ』(一九八五年)。
(24) 「座談会『製茶絵巻』を読む」(『淡交』一九八二年六月号)。
(25) 『日本農書全集』47。
(26) 日本名所図会全集、名著普及会復刻。
(27) 祢津宗伸『中世地域社会と仏教文化』(法藏館、二〇〇九年)六八頁。
(28) 富士郡茶業組合『静岡県富士郡茶業史』(一九一八年)。
(29) 京都府茶業連合会議所『京都府茶業史』(一九三四年)三三一〜三三九頁。
(30) 京都府茶業連合会議所『京都府茶業史』(一九三四年)四八頁。
(31) ジョアン・ロドリーゲス『日本教会史・上』大航海時代叢書Ⅸ(岩波書店、一九六七年)五八五頁。
(32) 橋本素子「室町時代農村における宋式喫茶文化の受容について」(『年報中世史研究』第二七号、二〇〇二年)。
(33) アチックミューゼアム編『民具問答集』一九三七年刊(『日本庶民生活資料叢書第一巻』所収、一九七二年)二六三〜二六八頁。
(34) 岩波新古典文学大系『狂言記』解説。
(35) 『梁塵秘抄・閑吟集・狂言歌謡』新日本古典文学大系56(岩波書店、一九九三年)三三七頁。
(36) 『室町時代物語大成』三巻(一九七五年)三〇九頁。
(37) 『聞き書 岡山の食事』(農文協、一九八五年)五二三〜五二四頁。
(38) 『聞き書 広島の食事』(農文協、一九八七年)一七九頁。
(39) 大石貞男『日本茶業発達史』(農文協、一九八三年)四三頁ほか。

(40) 松下智「足助町の寒茶について」(『愛知大学総合郷土研究所紀要』第二五号、一九八〇年)。
(41) 愛知県教育委員会『北設楽民俗資料調査報告書』Ⅰ(一九七〇年)三三頁。
(42)「自宝暦十年七月至同十三年十月　中馬出入見分出役取調飯田町書留」(『長野県史　資料編　近世・南信』一九八三年)二二一頁。
(43) 清原為芳『仏教民俗　バタバタ茶』(自家版、二〇〇一年)一六頁。
(44) 清原為芳「バタバタ茶の習俗」(『富山史壇』七一号、一九七九年)。
(45) 本間伸夫ほか「東西食文化の日本海側の接点に関する研究―幾つかの〔食〕についての接点の位置及びバタバタ茶について」(『日本食生活調査研究報告集』第五号、一九八八年)。
(46) 安次富順子『ブクブクー茶』(ニライ社、一九九二年)。
(47) 漆間元三『振り茶の習俗』(国土地理協会、一九八二年)一二六頁。
(48) 松夫佐江「あおばと通信」一三号(一九九八年)。
(49) 漆間元三『振茶の習俗』(国土地理協会、一九八二年)六二頁。
(50) 漆間元三『続　振り茶の習俗』(岩田書院、二〇〇一年)八〇頁。
(51) 中村羊一郎『番茶と日本人』(吉川弘文館、一九九八年)。
(52) 喜多村筠庭『嬉遊笑覧』(一七八三〜一八五六)(岩波文庫全五巻のうち第四巻)三五八頁。
(53) 山田佳翁『宝暦現来集』天保二年成立(『続日本随筆大成・別巻7』所収、吉川弘文館、一九二八年)二四六頁。
(54) 上田秋成『清風瑣言』(『上田秋成全集』第九巻、中央公論社、一九九二年)二九三頁。
(55) 木崎愓窓『拾椎雑話』巻二(福井県郷土誌懇談会版、一九五四年)一一二頁。

(56)『駿河志料』巻之三十八(歴史図書社版第一巻、一九六九年)八五一～八五二頁。
(57)稿本『玉川村誌』静岡県立中央図書館蔵。
(58)アチックミューゼアム編『民具問答集』一九三七年刊(『日本庶民生活資料叢書第一巻』所収、一九七二年)二六二～二六八頁。
(59)原田清「山村喫茶民俗」(『設楽』一九三七年五月号、復刻版)五二四頁。
(60)『徳島の食事』(農文協、一九九〇年)二三四頁。
(61)祢津宗伸『中世地域社会と仏教文化』(法蔵館、二〇〇九年)六六頁。
(62)『伊頭園茶話　一の巻』新秋田叢書七(歴史図書社、一九七一年)一一頁。
(63)原田清「山村喫茶民俗」(『設楽』一九三七年五月号、復刻版)五二七頁。
(64)島田市史編さん委員会『島田風土記・ふるさと大長伊久美』(島田市教育委員会、二〇〇三年)一五八頁。
(65)中村羊一郎「茶の民俗」(『講座日本茶の湯全史　第一巻中世』思文閣出版、二〇〇三年)。

宋代の飲茶法とその東アジアにおける展開

関　剣平

一、問題の提示

中国茶史の研究において、宋代の飲茶法は問題の焦点であり、中国でも日本でも多くの研究成果が上がっている。とはいえ茶文化史研究がそもそも新しい分野なので、廖宝秀『宋代喫茶法与茶器之研究』（国立故宮博物院、一九九六年）のような膨大な専門研究においてさえ、空白部分が存在している。筆者は宣化壁画の研究から、二種の異なった飲茶法が存在していることを発見した。第一の飲茶法は、直接に茶碗で点茶して飲用するものであり、現代日本の抹茶は、主としてこの方法で飲まれている。もう一種の飲茶法は、大型の容器で点茶を行い、その後に小型の茶碗に汲み分けて飲用するものである。後者に関しては、青木正児先生と中村喬先生が、これを分茶と名付けたが、(1)筆者は「以宣化遼墓壁画為中心的分茶研究」（『上海交通大学学報』（社科版）二〇〇四年第一期）において、恩師のその観点を継承した。また二〇〇四年、筆者は第三届法門寺茶文化国際学術討論会に提出した論文「〈十八学士図〉与宋代分茶」（韓金科主編『第三届法門寺茶文化国際学術討論会論文集』、陝西人民出版社、二〇〇五年十月）の中で、同様な飲茶法について、またその絵画史料について、再び分茶という概念を用いて研究を展開した。以上の二篇の論文は、主に絵画的な史料から議論を展開し、茶器の考証に重点を置いたものであったが、最も肝心な、分茶に使用する容器・道具に関する文献史料は手薄であり、この形式の飲茶法そのものを、深く追求することはできなかった。今回の論文は、分茶を特徴付ける茶器について、文献資料の解読を行い、分茶の研究をさらに一歩進め、あわせて、その東アジアにおける伝播について考察するものである。

二、茶器の変化

宋の程大昌は『演繁露』巻十一「銅葉盞」において、次のように記載している。

『東坡後集』二「従駕景霊宮詩」に云う「病貧賜茗浮銅葉（病貧にして賜茗は銅葉に浮く）」と。案ずるに今御前にて茶を賜うに皆建盞を用いずして、大湯甓《とうへつ》を用い、色は正白なり。但だ其の制様は銅葉湯甓に似るのみ。銅葉の色は黄褐色なり。

程大昌（一一二三～一一九五）は、字は泰之、休寧の人である。紹興二十一年（一一五一）の進士で、多くの著作を残した。『四庫全書総目提要』では、「紹興中に、『春秋繁露』初めて出づるも、其の本は完からず。大昌証するに『通典』に引く所の「剣之在左」諸条、『太平御覧』に引く所の「禾実于野」諸条を以てして、其の偽り為ることを弁ず。因りて仲舒の原書は必ず句ごとに一物を用い以て己の意を発すると謂い、乃ち自ら一編を為してこれに擬し、これに名づくるに『演繁露』を以てす」と、その著『演繁露』を評価し、さらに「然れども書中に、此に似て偶《たま》ま疏なる者は一二条に過ぎず、其の他は実に多く精深明確にして、典据と為すに足れり」とも述べている。

『演繁露』が信用に足る書物だというだけではなく、程大昌本人も、宮中の茶事に直接参加していた人物であった。楼鑰が「龍図閣学士致仕程大昌張大経、敷文閣直学士致仕汪大猷、顕謨閣待制致仕程叔達、宝文閣待制致仕沈枢、敷文閣待制致仕李昌図に銀合の茶薬を賜る詔」という文章を書いている（宋・楼鑰撰『攻媿集』巻四十二「内制」）ことからそれがわかる。それ故、上で引いた喫茶史料は、なおさら信用できるものといってよい。ところで皇帝と大臣たちの間の茶事活動は、きわめて頻繁に行われ、『攻媿集』の中だけでも十余篇の「銀合の茶薬を賜る詔書」が収められている。皇帝がさまざまな形式で、大臣たちと茶事活動を行うのが、宋代の宮廷の伝統であったといえよう。

三、銅　葉

さて程大昌が引用した蘇軾（一〇三七～一一〇一）の詩句は、「次韻蒋穎叔銭穆父従駕景霊宮二首」の第二首の一部であり、全体は次のようなものである。


与君弁直記初元、白首還同入禁門。（君と弁び直《ちょく》して初元を記《おぼ》ゆ、白首にして還《ま》た同に禁門に入る。）

玉殿斉班容小語、霜廷稽首泫微温。（玉殿に斉班して小語を容れ、霜廷に稽首して微温を泫《したた》らす。）

（〔自注〕適《たまた》ま穆父と弁びに廷中に拝し、地は皆湿《うるお》い、相い与《とも》に小語してこれを道《い》う。次公（趙次公の注）：梅聖兪の詩に云う、「廡深くして小語を容れ、槐密にして微陽を漏らす」と）

病貧賜茗浮銅葉、老怯香泉灧宝樽。（病貧にして賜茗は銅葉に浮き、老怯にして香泉は宝樽に灧《あふ》る。）

（次公：銅葉は茶盞を言うなり）

回首鵷行有人傑、坐知羌虜是遊魂。（鵷行に回首すれば人傑有り、坐《いなが》らに知る羌虜は是れ遊魂なりと。）

（次公：魏文帝善哉行に、「気を遊魂に仮り、魚鳥を伍と為す」とあり。又た杜甫の詩に「遊魂は爾曹に貸す」とあり）


（宋・王十朋撰『東坡詩集注』巻十二「酬和」）

この「銅葉」は、もともとは銅の小板という意味である。『雲笈七籤』には、その加工方法が、次のように述べられている。

赤銅より暈《くも》りを去る法　右、熟銅を取りて打ちて葉と作し、長さ三寸、闊《ひろ》さ三寸、牛皮の膠を取りてこれを煮ること粥の如くし、銅葉を以て中に内《い》れ、塩を以てこれを封じ、炉中に内れてこれを火《や》き、煙り尽き極めて赤くせしめ、出だしてこれを冷し、砧の上にてこれを打てば、黒皮自ら落つ。此くの如きこと十遍已上、止めば即ち醋漿水を以て煮、極めて沸せしむ。葉を赤く焼き、漿中に内れ、これを出して刷《はけ》を以てこれを鍋中に刷き、これを烊《とか》して灰汁《あく》の中に瀉《そそ》げば、散じて珠子と為り、其の色は黄白たり。十遍に至りて止め、須臾には瀉成せず。総《す》凡《べ》て十両にして三両を得べく、梅漿に入れてこれを洗い、白くせしむるなり。

（宋・張君房撰『雲笈七籤』巻七十一「金丹部」）

道教の養生術に関心が深かった蘇軾は、「十一月九日、夜夢与人論神仙道術、因作一詩八句、既覚、頗記其語、録呈子由弟。後四句不甚明了、今足成之耳」の中で、このようにして加工された「暈銅《うんどう》」に言及している。

析塵妙質本来空、更積微陽一線功。（塵を析《さ》けば妙質は本来空にして、更に積む微陽の一線の功。）

（〔自注〕夢中、此の句において了然として得る所のもの有り）

照夜一（一に孤に作る）灯長耿耿、閉門千息自蒙蒙。（夜を照らして一灯は長く耿耿たり、門を閉して千息は自ら蒙蒙たり。）

養成丹竈無煙火、点尽人間有暈銅。（丹竈に養成して煙火無く、点じ尽す人間の暈り有る銅。）

寄語山神停伎倆、不聞不見我何窮。（語を山神に寄せて伎倆を停め、聞かず見ざれば我何ぞ窮せん。）

（査慎行撰『蘇詩補注』巻三十九「古今体詩七十四首」）

四、銅葉盞

銅葉を打って作った碗や盞が流行し、人気があったためかもしれないが、蘇軾は「銅葉」という言葉で茶盞のことを言い表している。しかしそこでの「銅葉」は、碗や盞の色彩を銅になぞらえている言葉にすぎず、銅という材質を意味しない。蘇軾が詩の中で使用した「銅葉」という名の茶盞が、程大昌を刺激し、彼と同時代の別の茶碗と比較させる結果となったのだろう。つまるところ、茶器の嗜好に変化が生じ、皇帝が茶を賜う時には、もはや建盞を使用せず、いわゆる「大湯甆」を用いるようになったのである。文脈から見れば、蘇軾のいう黄褐色の銅葉盞とは、つまり建盞なのである。

建盞は、宋代独特の茶盞であるが、宋代の茶書には、この語は見えず、主に詩で描写されている。蘇軾の弟蘇轍は、「贈浄因臻長老」の詩の中で、「銅葉」という語で建盞を表している。


十方老僧十年旧、燕坐縄床看奔走。（十方の老僧は十年の旧、縄床に燕坐するも看て奔走す。）

遠遊新自済南来、満身自覚多塵垢。（遠遊して新たに済南より来り、満身自ら覚ゆ塵垢多しと。）

暖湯百斛勧我浴、驪山袞袞泉傾竇。（暖湯百斛我に浴するを勧め、驪山に袞袞として泉は竇に傾《そそ》ぐ。）

明窓困臥百縁絶、此身瑩浄初何有。（明窓に困臥して百縁絶え、此の身瑩浄にして初《もとよ》り何か有らん。）

清泉自清身自潔、塵垢無生亦無滅。（清泉は自ら清く身は自ら潔く、塵垢は生ずること無く亦た滅すること無し。）

振衣却起就華堂、老僧相対無言説。（衣を振りて却起して華堂に就き、老僧相い対して言説無し。）

南山采菌軟未干、西園擷菜寒方茁。（南山に菌を采《と》れば軟くして未だ干《かわ》かず、西園に菜を擷《つ》めば寒くして方に茁《めぶ》く。）

与君飽食更何求、一杯茗粥傾銅葉。（君と飽食して更に何をか求めん、一杯の茗粥銅葉に傾ぐ。）


（宋・蘇轍撰『欒城集』巻六「詩一百首」）

それ以外にも、蘇軾とほぼ同時期の孔平仲と郭祥正の文集には、ともに「夢錫恵墨答以蜀茶」と題する同一の詩が収録されているが、その中では「銅葉」という表現が使用され、さらにこれが夢錫の家の名器だという点が強調されている。

墨者質自黒、黒者墨之宜。（墨は質自ら黒く、黒は墨の宜なり。）

所以陳玄号、聞之于退之。（所以《ゆえ》に陳玄の号は、これを退之に聞けり。）

近世工頗拙、取巧惟見欺。（近世は工頗る拙にして、巧を取りて惟だ欺かる。）

摹成古鼎篆、団作革靴皮。（摹して古鼎の篆を成し、団して革靴の皮と作す。）

揮毫見惨淡、色比突中煤。（毫《ふで》を揮《ふる》えば惨淡たるを見、色は突中の煤に比す。）

誰最畜佳品、鄭君真好奇。（誰か最も佳品を畜う、鄭君は真に奇を好む。）

贈我以所貴、有不譲金犀。（我に贈るに貴ぶ所を以てし、金犀に譲らざること有り。）

堅如雷公石、端若大禹圭。（堅きこと雷公の石の如く、端《ただ》しきこと大禹の圭の若し。）

研磨出深黝、落紙光陸離。（研に磨れば深黝《しんゆう》を出し、紙に落せば光陸離たり。）

較之嚢中旧、相去乃雲泥。（これを嚢中の旧に較《くら》ぶれば、相い去ること乃ち雲泥たり。）

辱君此賜固以厚、何以報之乏瓊玖。（君の此の賜を辱《かたじけな》くすること固り以て厚く、何を以てかこれに報いん瓊玖乏し。）

不如投君以嗜好、君性嗜茶人罕有。（君に投ずるに嗜好を以てするにしかず、君は性茶を嗜み人有ること罕なり。）

建溪龍鳳想厭多、越上槍旗不禁久。（建溪の龍鳳は多きを厭わんと想い、越上の槍旗は久しきを禁ぜず。）

我収蜀茗亦可飲、得我峨眉高太守。（我蜀茗を収むるも亦た飲むべし、我が峨眉の高太守より得たり。）

人情或以少為珍、心若喜之当適口。（人情或いは少を以て珍と為す、心若しこれを喜べば当に口に適わん。）

更憐此物来処遠、三峡驚波如電巻。（更に憐む此の物は来る処遠く、三峡の驚波は電巻の如し。）

江湖重復千万里、淮海浩蕩漣漪浅。（江湖重復す千万里、淮海浩蕩として漣漪《れんい》浅し。）

舎舟登陸尚相随、今以答君非不腆。（舟を舎てて陸に登りて尚お相い随い、今以て君に答うるも不腆にあらず。）

開緘碾潑試一嘗、尤称君家銅葉盞。（緘を開きて碾潑して試みに一嘗す、尤け君家の銅葉盞に称わん。）

（宋・孔平仲撰『清江三孔集』巻二十一「古詩　夢錫恵墨答以蜀茶」、
宋・郭祥正撰『青山続集』巻三「古詩　夢錫恵墨答以蜀茶」）


程大昌よりやや遅れる魏了翁（一一七八～一二三七）も、「魯提干（献子）以詩恵分茶椀用韻為謝」なる詩の中で、「銅葉」の表現を用いただけでなく、「銅葉」を「兎毫」と描写していることで、銅葉盞が建盞であることを明らかに示している。


禿尽春窓千兎毫、形容不尽意陶陶。（春窓の千兎毫を禿し尽すも、意の陶陶たるを形容し尽さず。）

可人両碗春風焙、滌我三升玉色醪。（可人の両碗春風の焙、我を滌す三升の玉色の醪。）

銅葉分花春意鬧、銀瓶発乳雨声高。（銅葉に花を分ちて春意鬧《みだ》れ、銀瓶に乳を発して雨声高し。）

試呼陶妓平章看、正恐紅綃未足褒。（試みに陶妓を呼びて平章せしめて看せん、正に恐る紅綃《こうしょう》の未だ褒《ほむ》るに足らざるを。）

（宋・魏了翁撰『鶴山集』巻八「律詩」）

五、湯甏の使用

程大昌は茶器に変化が生じたことを指摘すると同時に、「大湯甏」についてもさらに詳しく描写しており、「正白」という色彩の特徴と「制様は銅葉に似る」という造形の特徴をあげている。しかし甏はめったに使用されない僻字《へきじ》であって、用例は少ない。「張如一の『水南翰記』に、韻書に甏の字無し、今人茶酒を盛る器を呼ぶとあり」と、清の翟灝の『通俗編・器用』は述べる。張如一は名を袞《こん》といい、明代の人で、『水南翰記』一巻を著した。典章制度を考証したものである。(2) 明代では、茶器も酒器もいずれも甏と呼んだのである。さらに別の用例が、宋代の邵雍(一〇一一〜一〇七七)の「小車吟」に見える。


自従三度絶韋編、不読書来十二年。(三度韋編を絶ちて自従《より》、書を読まず来ること十二年。)

大甏子中消白日、小車児上看青天。(大甏子の中に白日を消し、小車児の上に青天を看る。)

閑為水竹雲山主、静得風花雪月権。(閑かに水竹雲山の主と為り、静かに風花雪月の権を得る。)

俯仰之間無所愧、任他人謗似神仙。(俯仰の間に愧《は》ずる所無く、他人の神仙に似ると謗るに任す。)


(宋・邵雍『撃壌集』巻十二)

そのほかに『武林旧事』も⿱敝瓦に言及しており、点茶の容器ではないものの、茶とは関係があり、その「大」きさを強調するのがポイントである。

> 禁中の大慶会には則ち大鍍金⿱敝瓦を用い、五色の韻果を以て龍鳳を簇飣《そくてい》し、これを繡茶と謂うも、目を悦ばしむるに過ぎず。亦た専ら工なる者有り、外人は知ること罕《まれ》なり。因りて此に附見す。
> （宋・周密『武林旧事』巻二「進茶」）

本論で見いだし得た用例数は限られているが、⿱敝瓦が後代において、宋代を代表する瓷器《じき》と認められたという事実が、むしろそれを証明している。たとえば『続通志』では、次のように歴代の名器を列挙する中で、⿱敝瓦を取り上げている。

> 宋の瑪瑙《めのう》釉の小罌《しょうおう》、汝窯《じょよう》の壺、汝窯の方円瓶（『清秘藏』に、汝窯は官窯に較べて質は尤《とりわ》け滋潤たり」とあり）、官哥窯の方円壺、立瓜・臥瓜壺、定窯の瓜壺、茄壺、駝壺、青冬瓷、天鶏壺、建安の兎毫琖（蔡襄の『茶録』に、「黒紋兎毫の如し」とあり）、小海鷗紫碗、銅葉湯⿱敝瓦、哥窯の八角把桮、酒榼、饒州の花青碗、浙瓮。
> （『欽定続通志』巻一百二十二「器服略一・食器」）

六、飲茶法についての推論

北宋の邵雍も、南宋の程大昌や周密も、みな「大」を甃の基本的な特徴と考えている。茶盞の色彩の変化は、審美観の変化が物質に反映したものといえるが、寸法の変化は、飲茶法に直接影響を与える。もしも現在の日本の奈良西大寺の「大茶盛」のような飲茶法でないとすれば、かならずやまず大型の容器――大湯甃で点茶し、然る後に小碗にくみ分けるという飲用法であったはずであり、これこそ「文会図」「十八学士図」「碾茶図」や宣化壁画の一部に描かれている飲茶法――分茶である。

この種の飲茶法は突然出現したものではなく、むしろ非常に古い伝統を有する。唐代の煮茶法は、茶を煮おわった段階では、その茶釜はおのずと大型の容器と化した。その容器から、個々の茶碗にくみ分けて飲むのである。点茶法が主流の飲茶法となるにつれて、茶釜は純粋な容器たる甃に変化した。その容器で茶を点じたのち、別の茶碗にくみ分けて飲むのである。早くは漢代から、酒宴ではこのような飲酒方式が使用

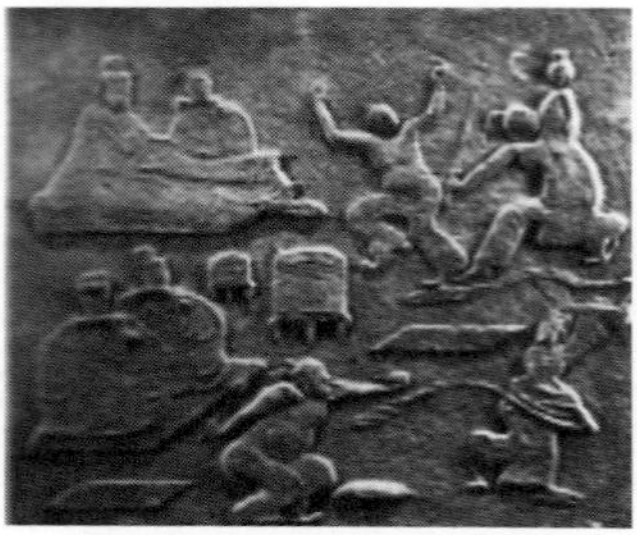

「後漢舞楽丸剣」
（四川省成都市発掘、成都市博物館蔵）
真ん中は酒器、分茶と同じやり方

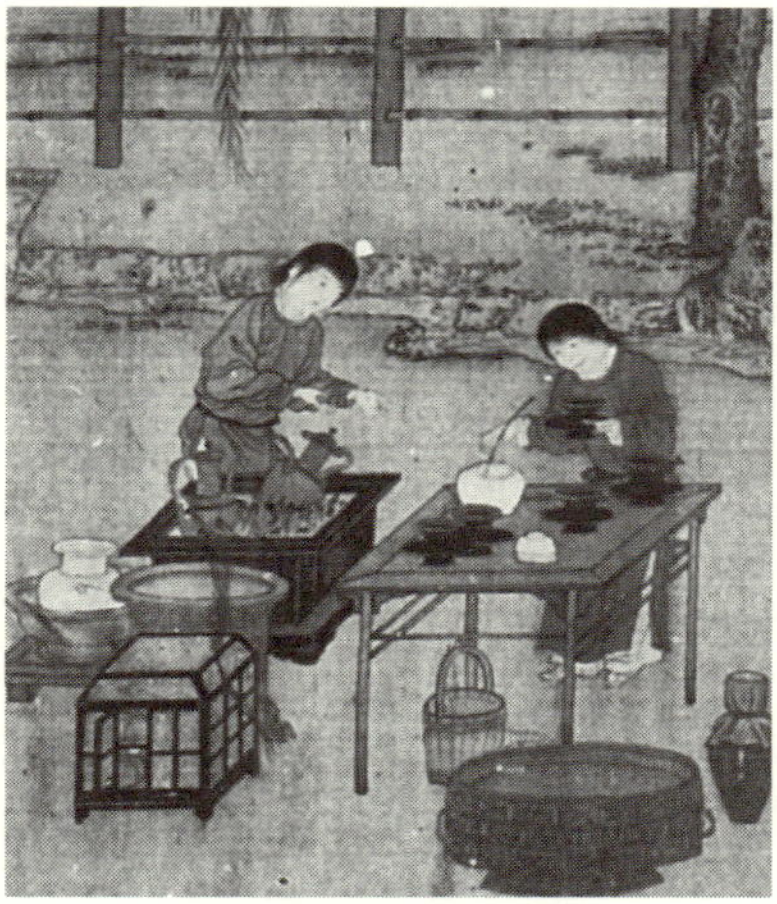

伝宋 徽宗趙佶画「十八学士図」
（国立故宮博物院蔵）

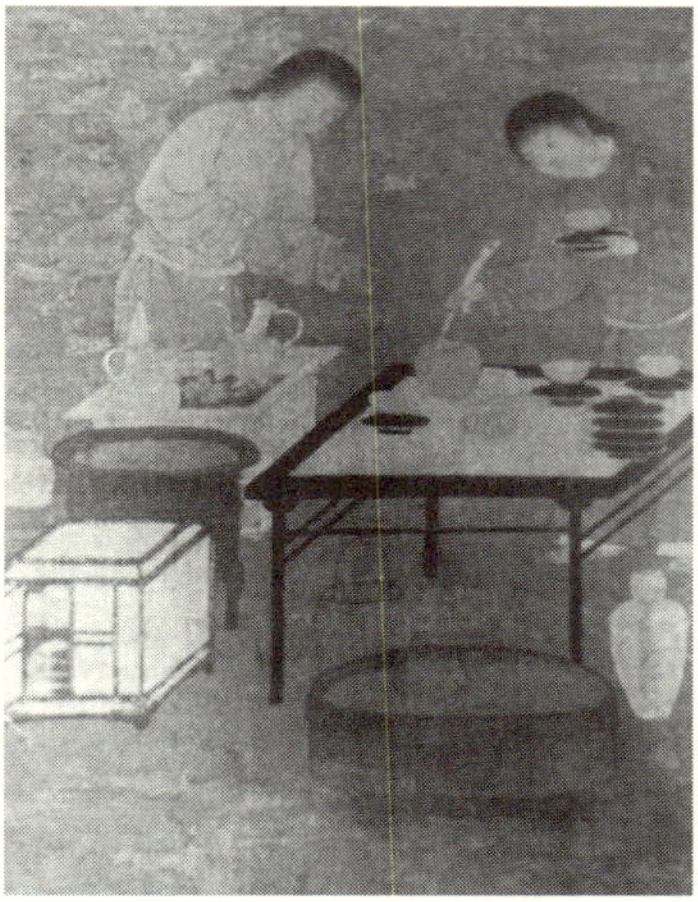

宋 徽宗趙佶画「文会図」
（国立故宮博物院蔵）

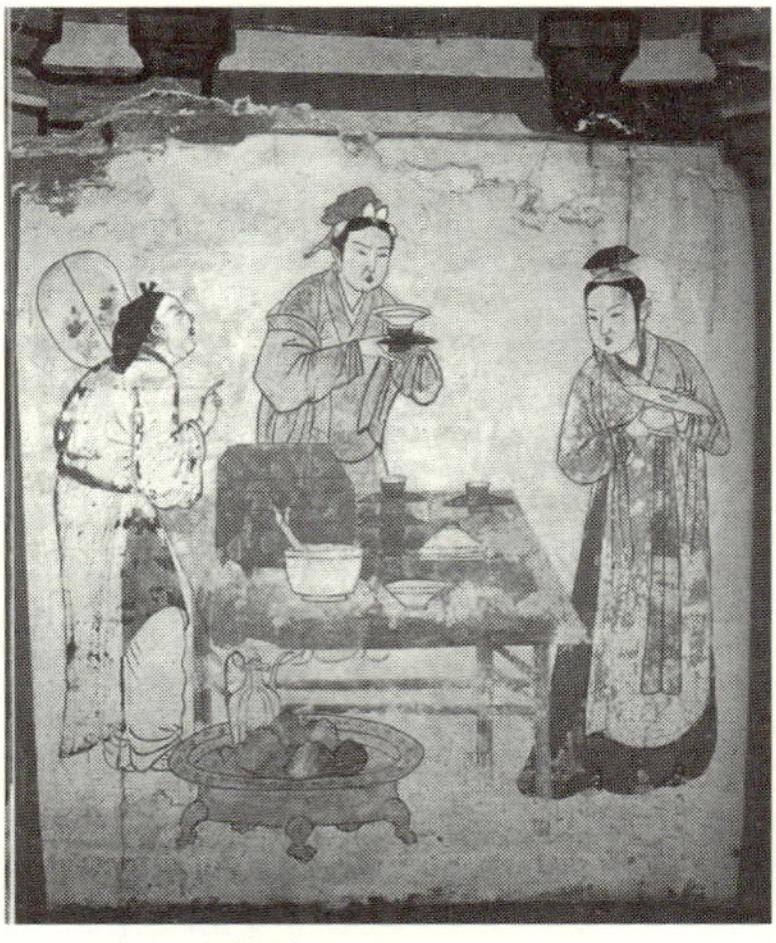

宣化遼墓壁画（張世古墓、1117年）
（河北省文物研究所編『宣化遼墓壁画』、北京：文物出版社、2001より）

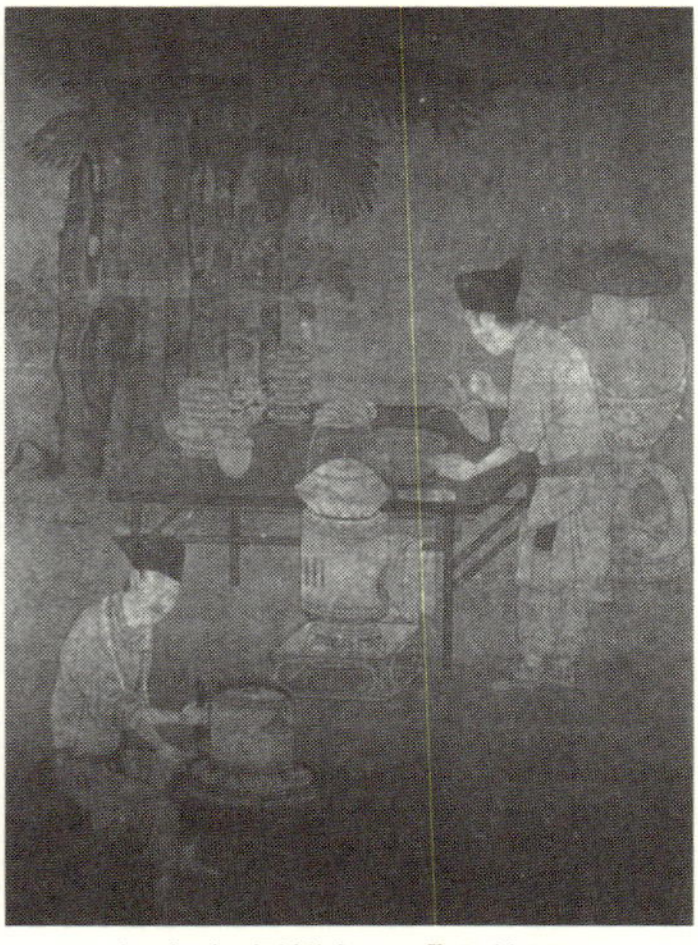

伝南宋 劉松年画「碾茶図」
（国立故宮博物院蔵）

されてきた。それ故、『唐人宮楽図』は、結局のところ飲茶の場面か、それとも飲酒の場面かについて、学界でも論争のあるところである。程大昌の記事にしたがえば、これは大湯甕で点茶し、小茶盞で茶を飲むという方法であり、それは時間が経過するにつれて次第に流行し、もしくは成熟し、南宋に至って、ついに皇帝が普段に使用する飲茶法にまでなったということなのである。

七、古代の高麗における展開

この種の飲茶法は、中国――宋と遼、金で普及しただけではなく、朝鮮半島にも伝播した。一一二二年、徐兢（一〇九一～一一五三）は副使として高麗に赴き、帰国後に自分の見聞を記録して、『宣和奉使高麗図経』を著した。その中には宋と高麗の茶文化交流を研究するための、最も重要な史料が含まれている。ここに紹介する史料は、高麗王朝も分茶を行ったという情報をあたえてくれる。

茶俎《ちゃそ》：土産は茶味苦渋にして、口に入るべからず。惟だ中国の臘茶、并びに龍鳳賜団を貴ぶ。賜賚《しらい》よりするの外、商賈《しょうこ》も亦た通販す。故に邇来頗る飲茶を喜《この》み、益《ますま》す茶具を治め、金花の烏盞《うさん》、翡色の小甌《しょうおう》、銀炉、湯鼎、皆な窃かに中国の制度に効《なら》う。(3)

つまり、高麗時代の朝鮮半島では、すでに自前の茶葉生産が開始されていたが、品質がすぐれず、中国産の臘茶、特に龍鳳団茶が最も珍貴された。この種の茶は、両国の外交時の儀礼的な贈り物として高麗に流入しただけでなく、商業をつうじて大量に流入し、これが飲茶の嗜好を流行させた、さらには中国をまねて茶具をそろえるようになったというのである。中でも飲茶法に関係があるのが、金花の烏盞と翡色の小甌である。

まず盞について見よう。現在の習慣では、茶盞も酒盞も、すべて小型の碗を意味する。漢代の揚雄は『方言』の中で「盞は、杯なり。秦晋の郊は之を盃《が》と謂う。関より東、趙魏の間には椷と曰い、或いは盞と曰い、或いは盌と曰い、其の大なる者は之を閜《か》と謂う」と説明している。(4)金花の烏盞は、金色の模様のある黒釉の小碗であり、この種の盞は、宋代に建窯で生産された黒釉の盞の一種の傍流である。

つぎに翡色の小甌であるが、揚雄は『方言』の中で、甌についても説明している。「甂(音は辺)、陳魏宋楚の間には、之を𤭛《てい》と謂う(今河北の人、小盆を呼びて𤭛子と為す、杜啓の反)、関より西には、之を甂と謂い、其の大なる者は、之を甌と謂う」とある。(5)つまるところ「甌」は比較的大型な容器であり、上文でいう「盆」という名称のほうが、現代の中国人には理解しやすいかもしれない。揚雄とその注釈者の解釈によれば、「甌」は大きな盆である。宋代になると、「甌」の解釈にある種の変化が生じた。『韻略』では「甌、釈して云う小盆なりと。一に云う、大盆を甍と曰い、小盆を甌と曰うと」と述べ、また「甌、小盆、今俗に盌の深き者を謂いて甌と為す」と述べる。これらの記事から考えれば、徐兢のいう「翡色の小甌」は、翡翠色の盆であり、あるいは彼の目から見てさほど大きくなかったためか、「小甌」と呼ばれたのである。

このように一セットの茶具に二種類の茶碗、つまり盞と甌が含まれる以上、両者いずれもが現在でいう喫茶用の茶碗であることはありえず、その間には用途の差異があるはずである。しかしながら、徐兢は具体的な説明をしていない。盞と甌の寸法の違いが、その機能を分析するための唯一の手がかりである。また、中国の茶書の中でも、これらに関する明確な記述はない。とはいえ、「十八学士図」などの絵画作品によって、盞と甌の形状面の違いを推測するならば、上述の金花の烏盞は飲茶に使用するもの、翡色の小甌は点茶に使用するものと考えられる。

現代では盞と甌の区別はあまり明確でないが、古代の用例も複雑であった。宋代でも、「甌」は、点茶用の小碗と飲茶用の小碗の双方を指すことがあった。このような混乱は、生活文化に関連する記載においては、ごく普通の現象である。宋代の喫茶文献には、「盞」が常に登場する。蔡襄の『茶録』には「茶盞」の項があり、

茶の色は白にして、黒盞に宜し。建安に造る所の者は紺黒にして、紋は兎毫の如し。其の坯《はい》は微かに厚く、之を熁《あぶ》れば久しく熱くして冷め難く、最も要用為り。他処に出る者は、

或いは薄く、或いは色紫にして、皆及ばざるなり。其の青白盞は、闘試家自ら用いず。(8)

とある。

茶盞の種類は非常に豊富であったが、闘茶に使用する茶盞には厳格な制限規定があり、建窯の黒釉碗以外は用いられなかった。「熁盞」の項から見る限り、この茶盞は点茶に用いたものであり、「凡そ茶を点ぜんと欲すれば、先ず須く盞を熁《あぶ》りて熱くせしむ。冷たければ則ち茶浮ばず」と述べられている。(9)欧陽脩（一〇〇七～一〇七二）の詩「嘗新茶呈聖兪」には「停匙側盞試水路、拭目向空看乳花（匙を停めては盞を側《かたむ》けて水路を試み、目を拭いては空に向いて乳花を看る）」との詩句があり、(10)盞の中で点茶をする情景を描写している。とりわけ北宋時期の大部分においては、飲茶と点茶は、同一の茶器を用いたのである。今日、日本の茶道において、この種の喫茶方式を見ることができる。

宋の徽宗皇帝の『大観茶論』では、盞に関する記載が、一層詳細になっている。

盞は、色の青黒にして、玉毫の条達する者を上と為す。其の茶の采色を煥発《いくはつ》せしむるを取るなり。底は必ず差《や》や深くして微かに寛《ひろ》し。底深ければ則ち茶宜しく立つべくして乳を取り易く、寛ければ則ち筅を運らすこと旋徹にして撃払を碍《さまた》げず。然れども須く茶の多少を度《はか》りて盞の大小を用うべし。盞高くして茶少ければ則ち茶色を掩蔽《えんぺい》し、茶多くして盞小さければ則ち湯を受けて尽きず。盞惟れ熱ければ則ち茶発立して耐久す。

建盞を選択して使用するところは、蔡襄と違いはないが、茶碗の造形に対する要求には変化が生じている。つまり蔡襄の時の斗笠碗《とうりいわん》と比べて、徽宗《きそう》皇帝は、壁面がより深く、底がより広い茶碗を推奨している。彼が強調していることは、茶湯を攪拌《かくはん》する道具が茶匙から茶筅へと変化したことと関係するのだが、本研究に関してより重要なのは、盞の大小という問題である。

八、今日の日本に至る展開——結びにかえて

日本が宋代の飲茶技術を豊富に保存していることについては、宋代の茶具が日本の茶道においてのみ、古い用法のまま使用されているという事実が証明している。飲茶法についていえば、宋代の飲茶法は多彩な形態であったが、現在の日本の飲茶法も、それにおとらず多種多様である。建仁寺、建長寺、円覚寺、東福寺等の寺院では、その開山記念の儀式において、「四つ頭の茶礼」を行っており、そこで実施される点茶法は、宋代の喫茶の原型に最も近い。この形式は、宋代の周季常等が描いた「五百羅漢図」の中に、目に見える証拠を見いだすことができる。しかし宋

代には上に述べたような分茶も存在し、これもまた主要な飲茶法であった。現代の日本茶道において、この種の飲茶法の直接の残存を見いだすことはできないが、ある種の変わった飲茶法の中に、分茶との暗合《あんごう》を見いだすことは可能である。その最たるものは「濃茶」である。
栄西は『喫茶養生記』「第二遣除鬼魅門」の後半で、十種の桑の処方と服用法を紹介した後に、本研究にとって最も興味深い、喫茶法に関する記事を載せる。

極めて熱き湯以て之を服し、方寸匙二三匙、多少は随意なるも、但だ湯少きは好し。其れ又た随意云云、殊に濃きを以て美と為す。飯酒の次に、必ず茶を喫するは、食を消するなり。[11]（茶に沸騰した湯を点ずるが、茶の粉末の量は、原則として一寸四方の匙で二、三杯とする。ただし茶の量にせよ、湯の量にせよ、個人の好みで決めてよい。とはいえ濃茶がよりおいしい。酒飯の後に茶を飲むのは、消化を助けるためである。）

現代の日本の抹茶についていえば、一碗の茶湯に入れる量は、ふつう一グラムあまりである。したがって栄西が紹介する宋代の飲茶法は、まず茶匙の大きさが一寸四方ときわめて大きく、それを二、三匙入れるのだから、その量は十倍以上にもなろう。もしも現在の日本の抹茶と同様に点てたとしたら、いくら濃茶がおいしいといっても、濃すぎてのどを通らないだろう。それ故、多くの日本の学者は、この茶の量に対して疑問を呈している。しかしこれを分茶と考えれば、問題は一気に解決するのである。

実際のところ、千利休以前の点茶法は濃茶であり、彼より後になってはじめて、薄茶は日本の社会に普及した。このような角度から見れば、濃茶こそは中国の飲茶法が残存したものであり、薄茶の方は千利休を代表とする日本の茶人たちが改良を加えた結果であるということができる。異文化の観点から濃茶を見てみると、濃茶の点茶法は、正常なものには見えない。なぜならその濃度は想像を超えた程度に到り、平均して一人三・七五グラムの粉末茶であれば、茶湯はもはや液体でなく、糊状になってしまう。栄西の記す茶の濃さが本当かどうかは、読者には確認できないものであったが、日本人がとにかく栄西の要求に合わせたのは確実な事実である。とはいえ日本人は結局のところ、この種の濃茶湯に対して疑問を感じるようになり、日本茶道の形成過程において、言い換えると、中国茶文化の日本化において、薄茶が出現したのであり、それはまさに千利休の時代のことであった。最初に宋代の飲茶法を伝えた時点で、さまざまな原因で錯誤が生じたのだが、この錯誤こそは文化の伝播においては必然的な現象であり、文化の伝播を受け入れる前提でもある。あるいはまた外来文化を改造した結果ともいえるし、さまざまな自覚した原因、無自覚の原因によるものである。この種の錯誤は中日の文化交流において、頻繁に見られる普遍的現象である。たとえば漢字を書くときに、筆画の長短等に違いがみられることが多いが、この微妙な差異こそが、日本漢字と中国漢字を区別する要素となるのである。

宋代の茶文化の伝播における錯誤現象は、大茶盛の形態となってあらわれている。奈良市真言律宗西大寺で行われる、大茶碗を使用する茶会は、「西大寺の大茶盛」と呼ばれている。その特徴は、茶具が特に大きいことで、茶碗も大きく、茶釜も大きく、茶筅も大きい。茶碗がその核心であり、その他の茶具の形態に影響を与えている。鎌倉前期の暦仁二年（一二三九）正月に、叡尊和尚が新年初めての法要をしたとき、法要の終わりに、八幡宮に献じた茶供を和尚たちに飲用させたといい、その後は茶を飲ませる対象が寺院の外の村民にも拡大したという。床の間に置かれた、雪が積もった大殿の飾りは、叡尊の当時、雪が降っていたことを象徴している。叡尊の弟子の忍性が創建した極楽寺に、千服茶磨が保存されているように、社会福利に熱心な真言宗の寺院では、茶は庶民の教化に用いられたのである。ここから西大寺の大茶盛が始まったのだが、今に伝わる江戸時代後期天保年間（一八三〇〜一八四四）の茶碗から見ると、現在大茶盛で使用されている茶碗よりは、その頃の茶碗は小さく、宋代絵画に見える分茶の茶碗の寸法に近いものだったと思われる。現在のような極端に大きな茶碗の登場は、日本人の遊び心によるもので、人目を引きやすい宣伝効果にかなっていた。後人の努力は、かえってその原型、すなわち宋代の分茶における大碗から分酌する姿を、覆い隠してしまう結果となったのである。

宋代の分茶の基準から見れば、日本の濃茶は、茶末の量は正しいが、分茶用でなく喫茶用の、普通の大きさの茶碗を用いていることになろう。一方で大茶盛は、分茶用の茶碗を使用して、それに応じた適量の茶末を入れて点てるのだが、その後にくみ分けることに思いが及ばず、直接に飲用している。両者いずれも宋代の分茶を部分的に誤りながら継承したものである。それではここで『大観茶論』に記載される、宋代の分茶における、点茶の手順を見てみよう。

趙佶（徽宗皇帝）は、湯をつぎ足す回数に合わせて、点茶全体の過程を七段階に分け、これを七湯と呼んでいる。頭湯（第一湯）の目的は、最初に注ぐ湯の量が少ないことを利用して、盞の中の茶末を練って、均質なペースト状にすることであり、「上下が透徹」することをめざし、これによって「茶の根本が立」つのである。なぜ最初に湯を入れた際に攪拌することが、これほど重要なのであろうか？　日本の抹茶茶道における点茶を参考にしてみよう。日本の茶道も茶末を使用するし、銭鍾書先生がおっしゃるように中国の茶末とは継承関係がある。日本の茶道は茶碗の中で直接に点茶するが、たとえ一グラム程度の茶末を使うとしても、もし茶者の技術が不足していたり、不注意であったりすれば、茶末が小さなかたまりとなって碗の底に沈むという現象を生ずる。宋代の分茶では、一回に大量の茶湯を点ずるので、それに応じた大量の茶末を用いることになる。最初に湯を注いだ時に茶末が均質に湯となじんでいなければ、それ以後に湯が増えたときに攪拌するのは困難となり、結局は茶末のかたまりが沈澱し、茶の味わいに害を及ぼすであろう。第二湯は始めから力強く攪拌する。湯の量が増加するため、茶湯の色あいが薄くなり、いわゆる「色沢漸く開き、珠璣磊落たり」となるのである。第三湯を加えた後の攪拌は、軽く均等にすることが大事である。これによって茶湯の濃度を調節し、「茶の色は十に已に其の六七を得たり」となる。第四湯の攪拌は、ふたたび激しく行う。そのねらいは泡沫を立て、「其の清真の華彩、既已《すで》に煥発し、雲霧漸く生ず」となる。第五湯を足した後の攪拌の程度は、ここまで点じてきた茶湯の、泡沫の情況を見て定め、泡沫を適度に調整し、「浚靄《しゅんあい》を結び、凝雪を結び、茶の色尽くせり」となる。ここにいたる手順がうまくこなせていれば、第六湯は、ゆっくりと攪拌するだけでよい。第七湯では、最終的に茶湯の濃度を決定し、「稀稠の中を得たるを相《み》、欲すべくんば則ち止む」のである。(12)

『大観茶論』の記事と、濃茶や大茶盛の実態と、本論の前半部分を総合すれば、あるいは筆者の推論をお認めいただけるであろう。しかしながら証拠となる史料が欠乏していることは、誰もが認める問題である。この拙論が学界の議論を喚起し、中日の茶文化交流史について、より具体的に深く研究を進める契機となることを願うばかりである。

註

(1) 青木正児『中華茶書』(『青木正児全集』第八巻、春秋社、一九八四年)一九九頁。布目潮渢、中村喬編訳『中国の茶書』(平凡社、一九八五年)二一八頁。

(2) 黄虞稷『千頃堂書目』巻十二《雑家類》。
(3)『宣和奉使高麗図経』巻三十二《器皿三》。
(4) 漢の揚雄『方言』第五、四庫全書本。
(5)『方言』第五。
(6) 宋の丁度等『附釈文互注礼部韻略』巻二《下平声》、四庫全書本。
(7) 宋の毛晃増注、毛居正重増『増修互注礼部韻略』巻二《下平声》、四庫全書本。
(8) 宋の蔡襄『茶録』下篇《論茶器》、四庫全書本。
(9)『茶録』上篇《論茶》。
(10) 宋の欧陽脩『文忠集』巻七《居士集七・古詩二十二首》、四庫全書本。
(11) 栄西『喫茶養生記』。
(12)『大観茶論・点茶』。

(高橋忠彦訳)

宋代文人と茶文化

沈　冬梅

茶は、「興於唐、盛於宋、始為世重矣（唐に興り、宋に盛んとなり、始めて世に重んぜらる）」[1]という。茶文化は唐に始まり、しだいに発展して、宋代に至り農業社会の極致にまで発展したが、それは宋代文人の様相と密接な関係がある。宋の文人たちこそ、宋代茶文化の主たる創造者、実践者であり、宋代茶文化の精神を担う体験者、授与者であった。茶文化のいくつかの領域において、宋代の文人は非常に、あるいは相当に影響を与えた。宋代文人と茶との相互作用は茶文化の領域を開拓し、茶文化の内容を豊富にし、中国茶文化にとって代え難い貢献をもたらしたと言えよう。

一、宋代文人は茶文化の主要な創造者であった

陶穀（九〇三～九七〇）は『清異録』茗荈門に名茶の名や茶の栽培、喫茶について、茶の別称から

戯称、茶百戯、漏影春などの茶芸技術まで記し、北宋の初めには茶事茶芸や茶の観念が社会の各層にかなり流行していたことを明らかにした。だが、茶事と茶文化が宋代に繁栄したのにはさらなる機縁があり、その要因、背景には複雑な文化事情が絡んでいる。

北宋の太宗が即位した太平興国二年（九七七）は、「特置龍鳳模、遣使即北苑造団茶、以別庶飲（特に龍鳳の模を置き、使を遣わして北苑に即《つ》きて団茶を造らしめ、以て庶飲と別つ）」(2)とあり、建州の北苑に使者を派遣して皇帝専属の龍鳳団茶を製造させたが、その際には龍と鳳の図案を特別に刻印した棬模を使用して、貢茶を専ら製造したのである。

宋の太宗が貢茶を重視したことは、福建地方の政府機構の設置に影響を与えた。宋代の地方政府における最高機構は路であり、路は帥司路と漕司路とに分かれ、『宋史』地理志における路は漕司路、つまり転運使路のことで、首都級の州府に漕司が置かれた。だが、福建路の転運司は第二の地位の建州に置かれ、首都級の福州には置かれなかった。こうした例外的な情況は、建州北苑の貢茶と密接に関連する。それは福建漕司の主要な任務が貢茶事業の管掌にあったからである。

制度的な役割は明らかではないが、丁謂をはじめとする歴代の福建路転運使は、太宗にとって目立たないが意味深長な任務として理解された。これより宋代文人は北苑官焙貢茶を機縁とし、想像を超える情熱で茶業、茶文化のために職責を超える大仕事をした。つまり、職務とは別に北苑茶のために書物を著して北苑茶を宣揚し、宋代茶文化を、茶文化史上の、精致にして繁栄せる手本とならしめたのである。

1

福建路転運使と北苑の茶官は北苑貢茶の高級化と高品質化のために多方面から努力して、北苑貢茶を高品質で高尚な茶の代表にし、最上級の茶、最上の規範とした。

丁謂（九六六～一〇三七）は太宗の至道（九九五～九九七）年間に福建路転運使に任ぜられ、(3)「監督州吏、創造規模、精致厳謹（州吏を監督し、規模を創造すること、精致厳謹たり）」(4)とあるように龍鳳茶を製茶し進貢する制度規範を厳格にした。

福建人の蔡襄（一〇一二～一〇六七）は、仁宗の慶暦七年（一〇四七）十一月、知福州より福建路転運使に徙《うつ》り、太宗が詔制した龍鳳等の茶品以外に、小龍団茶を追加した。そこで、それ以前の龍鳳茶は大龍大鳳と呼ばれるようになった。大龍茶は一斤八餅、小龍団茶は一斤十餅であった。その後、嫡子がなく悶々としていた仁宗の心情を解きほぐすために、蔡襄はさらに精致を加えた曾坑小団、これは一斤で二十八餅、総量は一斤に限定されたものであるが、その小団を製作し、聖旨により上品龍茶と称した。小龍団茶と上品龍茶は、その後北苑貢茶が日々精致さを加えてゆくために、先鞭をつけたのである。

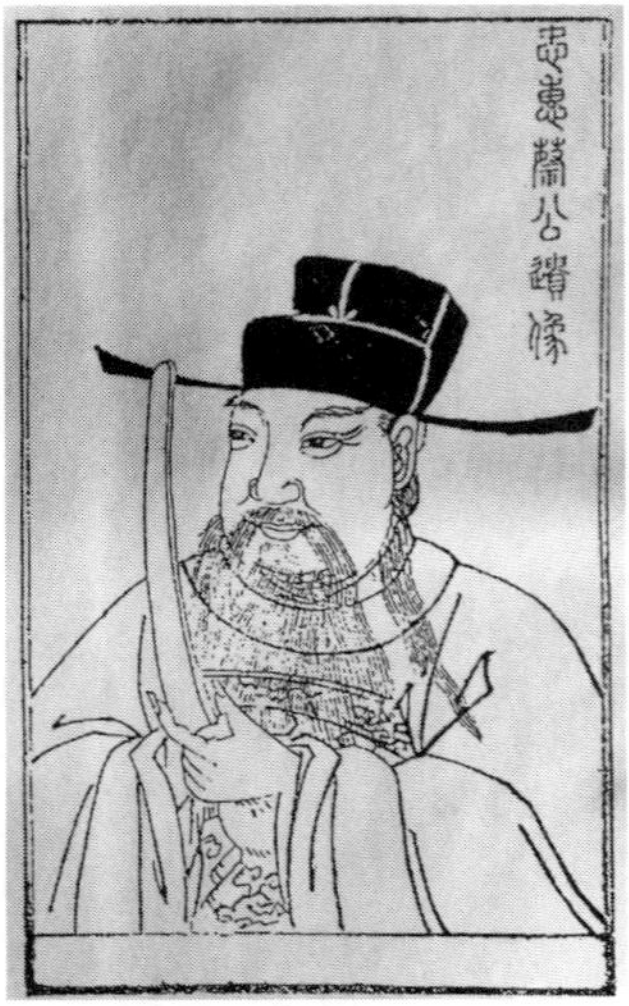

蔡襄（『宋端明殿学士蔡忠恵公文集』清遜敏斎刊本より）

丁謂、蔡襄の北苑貢茶への貢献が人々の支持を得たことは、蘇軾の「茘枝嘆」に「武夷渓辺粟粒芽、前丁後蔡相籠加（武夷渓辺粟粒の芽、前丁後蔡相い籠加す）」とあることからもわかる。

賈青は神宗の熙寧（一〇六八～一〇七七）中に福建転運使となった。「又取小団之精者為密雲龍、以二十餅為斤而双袋、謂之双角団茶（また小団の精なる者を取りて密雲龍と為し、二十餅を以て斤と為して双袋にし、之を双角団茶と謂う）」(5)、また「熙寧末、神宗有旨建州制密雲龍、其品又加于小団矣（熙寧の末、神宗建州に密雲龍を制せしむるの旨有り、其の品はまた小団に加う）」(6)とあり、哲宗の紹聖（一〇九四～一〇九七）年間に、密雲龍は瑞雲翔龍に改名された。

鄭可簡は徽宗の宣和二年（一一二〇）に福建路転運使に任ぜられ、上品貢茶の品質を向上させるため技術面に意を注いだ。それ以前に蔡襄が製造した小龍団は大龍茶に勝り、元豊（一〇七八～一〇八五）年間の密雲龍もまた小龍団茶に勝り、製茶工芸の視点から見れば、いずれも小茶餅の寸法を減じたことによって高級化してきた。つまり、大龍大鳳茶は毎斤八餅、小龍茶は毎斤十餅、密雲龍は毎斤二十餅である。[7] それに対し鄭可簡は、茶餅の寸法についてそれ以上は留意せず、原材料の向上を目指した。

宋代の貢茶生産では、茶葉を摘み取ってから揀《かん》茶（茶葉の選別）を行う必要がある。この工程は、後には茶葉原材料の品質の等級区分として発展した。最高級の茶葉の原材料は闘品、亜闘と呼ばれ、茶芽が細小で雀舌、穀粒（顆粒）状のものである（一説には白茶を指す。白茶は天然に生成されたものだが、その白さが、闘茶で白を上とする考えと合致し、また白茶樹が極めて少なかったため、徽宗の白茶に対する思いは特別となり、徽宗の時代及びその後は最上品として献上された）。その次は選り分けをした茶葉で、揀芽と呼ばれた。その次が一般の茶葉で、茶芽と呼ばれた。

鄭可簡は、貢茶のために準備した雀舌、鷹爪の形状の茶の芽や葉を蒸し上げた後に、茶芽の中心にある毛髪のように細い芯を取り出し、「用珍器貯清泉漬之、光明瑩潔、若銀線然（珍器を用て清泉を貯え之に漬くるに、光明瑩潔、銀線の若く然り）」と称した。[8] このような原材料は銀線水芽と称され、最上品の貢茶である龍団勝雪を製造したが、徽宗は特別な品種の白茶を別に個人的に愛好したため、龍団勝雪の名は白茶の

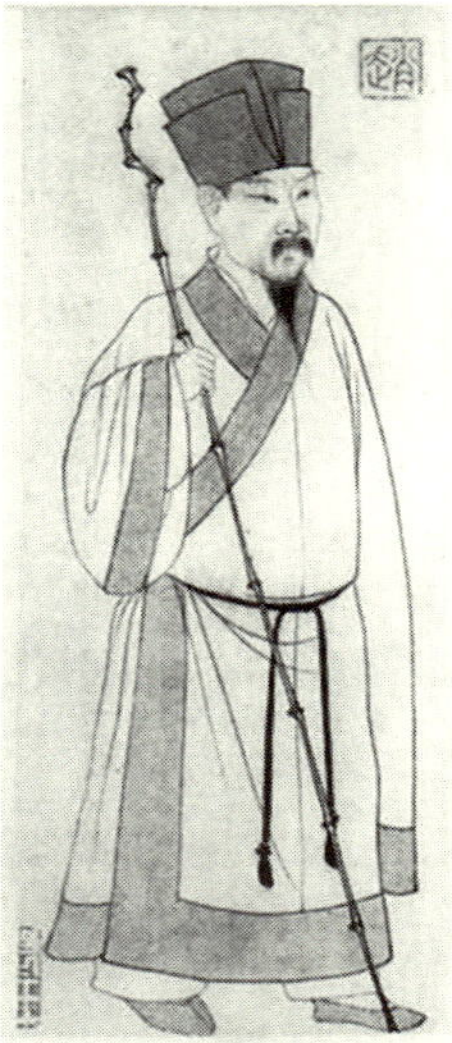
蘇軾像
（部分、国立故宮博物院蔵）

後に置かれた。しかし、南宋の紹興(一一三一～一一六二)年間に至って、龍団勝雪は白茶の前に置かれ、貢茶の最上品となった。(9) その後、宋代の貢茶でこれより上に置かれるものはなかった。

鄭可簡の後になって、貢茶の原材料の揀芽はさらに三品に分かれた。下から順に挙げれば、中芽、小芽、水芽である。中芽はすでに生長した一芽一葉のもの、小芽は細小で鷹の爪のような芽葉、水芽は小芽の中心の一縷を取り出して「用珍器貯清泉漬之(珍器を用て清泉を貯え之に漬く)」というものである。

蔡襄によって始められた宋代貢茶は日を追って精致さを加え、新芽の品質への飽くなき追求により加工技術の粋を極め、さらに実践においても新芽の軟度への追求は後人にすら凌駕できない高度な銀線水芽を生み出した。原材料の点から言えば、頂点を極め追随の余地はないと言える。こうして原材料の等級は茶葉の品質の第一の標準、基礎となり、また茶葉の原材料の等級は製作された茶葉製品の等級をも決定づけ、原材料の新芽の軟度への追求が中国茶業とその文化の揺るぎない基本原則となったのである。

2

宋代文人は北苑貢茶のために茶書を著し、高級茶の観念をこれより長きにわたり人心に浸透させた。

北苑茶書の著作は丁謂に始まる。彼は督造貢茶の職務の合間に専ら『北苑茶録』(10)を執筆し、「録其園焙之数、図絵器具、及叙采制入貢方式（其の園焙の数を録し、器具を図絵し、及び采制入貢の方式を叙す）」(11)とした。この風潮が広がると、この後の福建路転運使、建安知州、北苑茶官等の職務についた官僚の多くが、相次いで北苑貢茶の書を著した。景徳（一〇〇四～一〇〇七）年間に建安知州(12)に任ぜられた周絳《こう》(13)は、『補茶経』を著し、「以陸羽『茶経』不第建安之品、故補之。又一本有陳亀注、丁謂以為茶佳不仮水之助、絳則載諸名水云（陸羽『茶経』は建安の品を第せざるを以て、故に之を補う。また一本に陳亀の注有り、丁謂以為《おもえ》らく茶佳きは水の助けを仮りずと、絳は則ち諸名水を載すと云う）」(14)。

蔡襄が小龍団茶を製作したことは、仁宗皇帝の称賛を受けて直接に諮問を賜った。蔡襄は茶事茶芸をよく理解していたため、「陸羽『茶経』不第建安之品、丁謂『茶図』独論采造之本、至于烹試、曾未有聞（陸羽『茶経』は建安の品を第せず、丁謂『茶図』は独り采造の本を論ずるも、烹試に至りては、曾《すなわ》ち未だ聞くこと有らず）」(15)と考え、皇祐三年（一〇五一）十一月、ついに『茶録』二篇を書き上げ、仁宗皇帝に献上したのである。

丁謂、蔡襄の後、宋代文人は建安北苑茶について情熱的に文章を書き続け、南宋後期に至った。数から言えば、宋代の茶書は伝世のもの及び散逸したものを合わせて全部で三十部あり、その中で北苑貢茶に関するものは十六部で半分以上を占める。丁謂の『北苑茶録』、蔡襄の『茶録』、宋子安の『東渓試茶録』、黄儒の『品茶要録』、趙佶の『大観茶論』、熊蕃の『宣和北苑貢茶録』、趙汝礪の『北苑別録』、周絳の『補茶経』、劉異の『北苑拾遺』、呂恵卿の『建安茶用記』、曾伉の『茶苑総録』、佚名『北苑煎茶法』、章炳文の『壑源茶録』、羅大経の『建茶論』、范逵の『龍焙美成茶録』、佚名『北苑修貢記』がそれである。

蔡襄の『茶録』、趙佶の『大観茶論』、呂恵卿の『建安茶用記』と、佚名『北苑煎茶法』は建安北苑貢茶の煎点法を記録しあるいは論じ、他の十二部の茶書はみな主に建安茶の生産と製法を叙述し、たまに茶葉の生産、製作の加工方法と技術が最後に点試したときに及ぼす効果について論じている。これほど多くの茶書が一地方の茶葉の生産製造と点試技術を専述したという状況は、国内外の茶文化史上にほとんど例がない。これらの書が北苑茶の名を天下に知らしめ、北苑茶を代表とする高級茶の観念を、その後の人心に深く浸透させたのである。

宋代文人が茶書を著したという事実は、形はないが茶文化の地位を大いに高揚させ、茶芸は社会全体に受容される技芸となり、茶文化のイメージを日増しに高め、茶文化の内容をしだいに明らかにし、人々を茶文化になびかせる風潮をさらに普遍的にした。宋代文人が著した茶書は、中国茶文化史において極めて特色のある末茶（粉末の茶）の茶芸を保存し、彼らの茶書及び茶芸活動に見られる、茶葉を最も重視するという考え方は現在にまで継承され、中国茶文化の最も重要な特色の一となっている。

二、宋代文人は茶文化の実践の主体であった

1

宋代文人は宋代茶文化の最も主要な実践の主体である。彼らは高級茶を味わい、茶芸茶事を磨くことに熱中し、日常生活や交際において、北苑貢茶を代表とする各種の名茶を賞味し、友人と茶会をし、茶にかまけて一日を過ごした。さらに詩文を著し、書画を描き、全力を傾注して茶芸、茶事とそれに関わる文化を実践し、茶文化を宣揚した。

北苑貢茶への崇尚と賛美は両宋を通じて高揚し、欧陽脩が『龍茶録後序』で「茶為物之至精、而小団又其精者（茶は物の至精為《た》りて、小団はまた其の精なる者なり）」[16]と述べ、王禹偁の「龍鳳茶」では、下賜された龍鳳貢茶について「様標龍鳳号題新（中略）香于九畹芳蘭気、円似三秋皓月輪（様標の龍鳳号題新たに（中略）九畹《えん》の芳蘭の気より香《かんばし》く、円なること三秋の皓月《こうげつ》の輪に似たり）」[17]と詠じ、蔡襄は「北苑十詠」の「北苑」で、北苑茶のことを「霊泉出地清、嘉卉得天味（霊泉地より出でて清く、嘉卉天味を得）」と詠じ、林逋は「烹北苑茶有懐（北苑茶を烹て懐う有り）」で北苑茶を賞賛して「人間絶品応難識（人間の絶品応に識り難し）」[18]と詠じた。全国各地の名茶の中でも、特に蒙頂茶、天台茶等のような歴史ある名茶は、終始絶大なる支持を集め、文同は「謝人寄蒙頂新茶（人の蒙頂新茶

を寄するに謝す）」で蒙頂茶を「蜀土茶称聖、蒙山味独珍（蜀土の茶は聖と称し、蒙山の味は独り珍なり）」[19]と、宋祁の「甘露茶賛」では甘露茶を「厥味甘極（厥の味は甘きこと極まれり）」と、「答天台梵才吉公寄茶幷長句（天台の梵才吉公の茶幷《なら》びに長句を寄するに答う）」では天台茶を「仏天甘露流珍遠（仏天の甘露珍を流すこと遠し）」[20]と賛美し、欧陽脩の詩「双井茶」[21]では杭州の宝雲、越州の日鋳、洪州の双井等いくつかの名茶を同時に賛美した。これらの詩文は、宋代文人こそが高級茶追求の揺るぎない主体であったこと、また文人主導による高級茶への尊崇と追求こそが、正しく中国の特色ある茶文化の主導的行為と核心的価値観だということを示している。

琴棋書画は、中国古代文人の四芸とされるが、茶と結びつくことで、これらは一層瀟洒風雅なものとなった。後人は「琴棋書画詩酒花」と「柴米油塩醤油茶」とを対として、文化生活と日常生活とを象徴した。だが、茶自体は物質と文化の特性を兼備しているため、物質を消費する形態の喫茶は「琴棋書画詩酒花」の諸文化と同等に文化的性質を有する仲間と認められた。文人の風雅情趣ある生活は、すべてが茶と関連づけられ、茶は宋代文人士大夫の閑適な日常生活における精神的娯楽の一つとなったのである。

琴を聴いて茶を飲むのは清雅なことであり、梅堯臣の「依韻和邵不疑以雨止烹茶観画聴琴之会（韻に依りて邵不疑の雨を以て烹茶観画聴琴の会を止むに和す）」には「弾琴閲古画、煮茗仍有期（琴を弾きて古画を閲《み》、茗《ちゃ》を煮るには仍《な》お期有り）」[22]とあり、陸游の「歳晩懐古人（歳晩に古人を懐う）」に「客抱琴

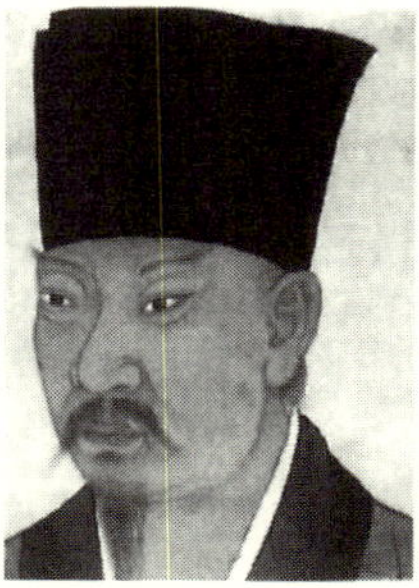

黄庭堅（『中国歴代名人画像譜』より）

来聊瀹茗、吏封印去又哦詩（客琴を抱きて来り聊《いささ》か茗を瀹《ひた》す、吏は印を封じて去りまた詩を哦《くちずさ》む）」とあり、「雨晴」に「茶映盞毫新乳上、琴横薦石細泉鳴（茶は盞毫《さんごう》に映じて新乳上り、琴は薦石に横たわり細泉鳴く）(23)」とある。

品茶と囲碁については、黄庭堅の「雨中花」「送彭文思使君（彭文思使君を送る）」に「誰共茗邀棋敵（誰か茗を共にして棋敵を邀《むか》えん）(24)」とあり、陸游の「秋懐」に「活火閑煎茗、残枰静拾棋（活火閑かにして茗を煎《に》、残枰《ざんぺい》静かにして棋を拾う）」、「六言」の四に「客至旋開新茗、僧帰未拾残棋（客至れば旋《たちま》ち新茗を開き、僧帰りて未だ残棋を拾わず）」、「山行過僧庵不入（山行して僧庵に過《よぎ》るも入らず）」に「茶炉煙起知高興、棋子声疏識苦心（茶炉に煙起《た》ちて高興を知り、棋子は声疏《さかん》にして苦心を識る）(25)」とある。呉則礼の「晩過元老（晩に元老に過る）」に「煮茗月才上、観棋興未央（茗を煮て月才《わず》かに上り、棋を観て興未だ央《つ》きず）」とあり、そこには茶を味わいつつ碁を打つという楽しみが横溢《おういつ》している。彼らが茶を煮ながら、囲碁を楽しみ、詩を唱和した事例としては、李光が集会で茶を煮て囲碁をした時の詩「二月九日北園小集、烹茗弈棋、抵暮、坐客及予皆沾酔、無志一時之勝者、今晨枕上偶成鄙句、写呈逢時使君幷坐客（二月九日北園に小集し、烹茗弈棋して、暮に抵《いた》り、坐客及び予は皆沾酔し、一時の勝を志す者無し、今晨枕上に偶《たまた》ま鄙句を成し、写して逢時使君幷びに坐客に呈す）」、及び「十月二十二日縦歩至教諭謝君所居、愛其幽勝、而庭植道源諸友見尋、烹茗弈棋小酌而帰、因成二絶句（十月二十二日縦歩して教諭謝君の所居に至り、其の幽勝を愛し、庭植、道源の諸友尋ねられ、烹茗弈棋し、小酌して帰り、因りて二絶句を成す）」[26]に記されている。

茶を飲みながら絵画を鑑賞し、茶を飲みながら墨をすって筆を振るうことは、すべて宋代文人たちが好んだ清雅情趣である。前引の梅堯臣「依韻和邵不疑以雨止烹茶観画聴琴之会」の「弾琴閲古画、煮茗仍有期（琴を弾じ古画を閲、茗を煮るには仍《な》お期有り）」には、琴、茶、画の三者が備わっている。蘇軾の詩「亀山弁才」の「嘗茶看画亦不悪、問法求師了無碍（茶を嘗め画を看るもまた悪《あ》しからず、法を問ひて師を求むるも了として碍《さまた》ぐる無し）」[27]や、陸游の「閑中」の「活眼硯凹宜墨色、長毫甌小聚香茗（活眼の硯は凹みて墨色に宜しく、長毫の甌は小さくして香茗を聚《あつ》む）」[28]は、茶を飲みながら墨をすって筆を振るう情景である。茶を主題として絵画を製作するときには、茶と関わる行商人、市場及び種々の社会風俗が書き込まれたが、これも宋代の茶事文化活動の重要な内容の一つである。徽宗趙佶の「文会図」から、劉松年の「攆《でん》茶図」、「茗園賭市図」等の絵画に至るまで、そこには宋代社会の各階層の喫茶及び関連する文化活動や風俗が反映されているだけでなく、茶文化史研究に役立つ、大量の鮮明な宋代茶文化の実態が保存されている。

宋人が詠じた茶詩は枚挙に遑《いとま》がなく、陸游一人だけでも、茶に関する詩が約三百首もある。茶詩がそのように多いことに関しては、徐璣の詩「贈徐照（徐照に贈る）」の「身健却縁餐飯少、詩清都為飲茶多（身健なるは却って餐飯の少なきに縁《よ》り、詩の清なるは都《すべ》て飲茶の多きが為《ため》なり）[29]」に、その結論の一端が示されている。茶の精倹の性、至寒の味が詩を清新にし、また清麗にしたのである。最も根源的なところでは、茶が詩人の心を清純淡泊なものと化したからこそ、詩人ははじめて最も質朴な生命の情感を得、自然を感じ、生活を享受し、あらゆる美しい事物や情況に感得することができ、これを歌に詠み、詩に作ったのである。

茶と酒は別であるが、宋人は一般に「愛酒不嫌茶（酒を愛するも茶を嫌《いと》わず）[30]」であり、常にさまざまな状況の下で、酒と茶をそれぞれに愛飲した。陸游の「戯書日用事（戯れに日用の事を書す）」にも、「寒添沽酒興、困喜磑茶声（寒ければ沽酒の興を添え、困じては磑茶《がいちゃ》の声を喜ぶ）」とある。宋人は一般に酒の後に茶を飲んだ。たとえば李清照の「鷓鴣天」には「酒闌更喜団茶苦（酒闌《たけなわ》にして更に団茶の苦きを喜ぶ）[31]」とある。「遣興成詩、烹茶解酒（興を遣《や》りて詩と成し、茶を烹て酒を解く）[32]」というように茶は酔いを醒ます効能があるために、酒後に茶を飲むことによって集会の時間をながびかせ、歓楽の時を引き延ばすことができたことは、「歌舞闌珊退晩粧。主人情重更留湯。冠帽斜攲辞酔去、邀定、玉人繊手自磨香（歌舞闌珊《らんさん》して晩粧を退く。主人情重く更に湯を留む。冠帽斜めに攲《かたむ》け酔いを辞して去り、定を邀《もと》め、玉人の繊手《せんしゅ》自ら香を磨す）[33]」と詠われている。飲酒の後にさらに茶を喫するのは、「懶散家風、清虚活計、与君説破。淡酒三杯、濃茶一碗、静処乾坤大（懶散《らんさん》の家風、清虚の活計、君と説破す。淡酒三杯、濃茶一碗、静かなる処に乾坤大なり）[34]」という一種の悠閑自得の生活の象徴であった。

茶と花の関係については、唐人には花の下で茶を飲むことが「殺風景」であるとの説[35]があるけれども、宋人はそう思わなかった。宋代の人々は花の下での喫茶をより優雅なこととみなした。たとえば、鄒浩の「梅下飲茶」では「不置一杯酒、惟煎両碗茶。須知高意別、用此対梅花（一杯の酒を置かず、惟《た》だ両碗の茶を煎る。須《すべか》らく知るべし高意の別れを、此を用て梅花に対《むか》わん）」といい、邵雍「和王平甫教授賞花処恵茶韻（王平甫教授の賞花の処にて茶を恵むの韻に和す）」では「太学先生善識花、得花精処却因茶。万香紅里烹余後、分送天津第一家（太学先生善く花を識り、花の精なる処を得るは却って茶に因る。万香紅里烹余の後、分送す天津の第一家）[36]」という。

とはいえ、茶文化に関する具体的な活動から言えば、陶穀が雪の水で茶を煮たこと、蔡襄が茶の鑑別にたけていたこと、葉清臣と欧陽脩が水を鑑別したこと、蔡襄と蘇舜元の闘茶や闘水、唐庚の闘茶、蔡襄、陸游、范成大が茶芸に習熟したこと、劉松年が茶の絵を描いたこと等々、いずれも中国茶文化にまた別の情致、別の新生面を拓き、後世の模倣や吟詠の対象となった。その中には多くの茶文化史の典故、文化の原型や芸術創作の主題が含まれている。

2

宋代文人が使用し推奨した点茶法に適する多くの器具は、点茶法を磨き上げ、それを宋代の主たる喫茶の方式とし、茶具の専門化と多様化を促進させた。

唐代には、陸羽の『茶経』が煮茶法の茶具一式の二十四器を設計し、清飲の煮茶を推奨し、煮茶法を唐代の主流な喫茶方式とし、さらにそれまで飲食兼用であった茶具を、茶の専用の器具とするという流れを作った。宋代文人が使用し推奨した点茶法に適する多くの器具は、点茶法を宋代の主流な喫茶方式とした。また実生活において品質のよい多種の茶具を使用したことで、茶具の専門化と多様化を促し、同時に中国茶具の歴史に独特の情緒を留めた。

蔡襄の『茶録』は上下二篇に分かれるが、その下篇では茶器具を論じ、茶焙、茶籠、砧椎、茶鈐、茶碾、茶羅、茶盞、茶匙、湯瓶の九条に分類し、点茶法に適した専門器具九種について専門的に論じ、点茶法という視点からすべての器具、及び茶葉の保存に始まって点茶に終わるそれぞれの手順における効果について、作用と影響とを論じた。徽宗の『大観茶論』は六種の茶器具、すなわち碾、羅、盞、筅、瓶、杓、及び茶を保存する竹器について論じている。『茶経』四之器の二十器と比較すれば、蔡襄の『茶録』や徽宗の『大観茶論』中の茶具は大いに簡略化され、補助的、附属的な用具はできるだけ省略されている。大部分の茶具はみな喫茶茶芸活動の三つの基本要素――茶葉（藏、炙、碾、羅）、用水（煮器）及び点茶（茶匙もしくは茶筅、茶盞）に集約され、宋代茶芸用具の特徴と両宋社会の幽雅な風が、高い次元で一致していることを示しているし、宋人の関心が喫茶茶芸活動そのものに集中していたことをも示している。中でも砧椎、茶盞、茶匙（北宋後期に茶筅に改められた）、湯瓶の諸項は、いずれも点茶法のみの専門器具である。中国茶具の発展の歴史において、茶具の専門化の行程を大きく前進させたものと言える。

宋代における末茶を点飲する技芸は、器、水、火の選択から最終的な茶湯の効果まで、すべて感覚的体験と芸術的美感を重視したことで、茶文化発展史上比類無き高みに至った。陸羽の『茶経』では茶碗に用いる釉色の適否を論じ、青瓷《せいし》を上として、「越瓷青而茶色緑（越瓷《えつし》は青くして茶の色は緑なり）」なるが故に「青則益茶（青なれば則ち茶に益す）」と述べ、青瓷は緑色の茶湯を映えさせ、中庸和諧の美があるとした。宋代の高級茶は点てられた後の茶湯の色は白を貴んだため、青瓷や白瓷はその色をすべて曇らせるので、濃色の瓷碗でなければならないとされた。濃色釉の瓷器の種類としては、褐色、黒色、紫色等多種あったが、宋代の茶具に黒色釉の盞が選ばれたのは蔡襄の影響を受けたためである。彼は『茶録』でこう断言した。「茶色白、宜黒盞、建安所造者紺黒、紋如兎毫（中略）最為要用。出他処者、或薄或色紫、皆不及也。其青白盞、闘試家自不用（茶色は白なれば、黒盞に宜し、建安に造する所の者は紺黒にして、紋は兔毫《とごう》の如し（中略）最も要用と為す。他処より出づる者は、或いは薄く或いは色紫にして、皆及ばざるなり。其れ青白盞は、闘試家は自ずから用いず）」と。徽宗は『大観茶論』の中で「盞色貴青黒、玉毫条達者為上、取其煥発茶采色也（盞の色は青黒を貴び、玉毫の条達する者を上と為す、其の茶の采色を煥発するを取ればなり）」として、黒釉盞を選ぶのは茶の色がよく映えるからだということをさらに明確に述べている。これより黒釉茶盞を用いるのが宋代点茶の茶芸における定番となった。深味のある釉色の碗壁に白色の茶湯が映えるという、鮮明なコントラストの美的観念は中国古代には少なく、この時代特有の現象と言える。窯入れの過程で、盞面に形成される兎毫、油滴、玳瑁《たいまい》、鷓鴣《しゃこ》、曜変等の釉斑紋飾は、本来の深味のある釉色に霊妙な動感を与えた。蔡襄が収蔵した十枚の兎毫盞については、「兎毫四散其中、凝然作双蛺蝶状、熟視若舞動、毎宝惜之（兎毫其の中に四散し、凝然として双蛺蝶《きょうちょう》の状を作し、熟視すれば舞動する若《ごと》く、毎《つね》に之を宝惜《ほうせき》す）」(37)と述べられている。深い釉色の中に揺らぎを見せる釉斑紋飾は、中国茶具の美的多様性と美的重層性を豊かにしたのである。

宋代文人は、上述の蔡襄が兎毫盞を収蔵したように、新式の茶具を鑑賞、収蔵した主力であった。ほかにも、蘇軾が建州産の茶臼を好み、わざわざ陳季常に手紙を出してその所蔵品を借りようとしたうえ、さらに建州に行く人に依頼して、見本によって茶臼一セットを買い求めさせようとしたという。(38)黄庭堅が椰子の殻で作った茶器を好んだのも、また別の情致があり、(39)文彦博、邵雍等が詩文中に記す石製の茶具等も、(40)宋代茶具が多様に発展したことを示している。

三、宋代文人は宋代茶文化の精神を体現し創造した

宋代文人は宋代茶文化の精神の創造者であり体現者である。茶葉は物質と精神の二重性を持っ

ているので、それに感情を寄せることもできたし、それによって志を述べることもできた。宋代文人は茶を人になぞらえ、自らの人生の体験や感得を茶にこと寄せて、宋代茶文化に多くの精神性を注ぎ込み、かつ高揚させた。

宋儒は格物致知を講じ、多様な事象から人生や社会の道理を悟ったが、宋代文人も同様に茶葉茶飲から多くの人生哲学を理解した。茶の清浄質朴な性質は多くの文人によって君子の性質に喩えられた。彼らは常に茶によって志を磨き身を修め、茶によって志を示し政治を風刺した。そして彼らの茶の性質に対する認識は、その人生や社会に対する根本的な態度を、隙間から差し込む光のように示している。

宋代の禅宗や儒学は、茶文化とのつながりをしだいに深くしていった。宋代禅宗の核心である「直指人心、見性成仏（直《ただ》ちに人心を指し、性を見て成仏す）」は、宋儒が主張した「格物致知」の精神と、相当程度一致するものであった。僧侶らは茶を喫しながら参禅し、禅に心を寄せる文人たちも茶を喫して禅の悟りを得た。「禅機」と「茶理」はしだいに融合し、茶は、宋代文人の心情や生命に情緒を与え、濃密な文化的背景として重要なよりどころを与えたのである。

1 茶を君子の本性に喩える

陸羽は『茶経』で茶を飲む人は「最宜精行倹徳之人（最も精行倹徳の人に宜し）」とし、初めて茶と人の品性を結びつけたが、宋代の文章では、茶と君子の本性とをさらに明瞭に関連づけた。

欧陽脩（一〇〇七～一〇七二）は北宋の著名な政治家、文学者、歴史家で、北宋の文風の転換に大きな影響を与えた人物である。仁宗の世の「慶暦の新政」に参与し、范仲淹等の新政に関わった人物が相次いで罷免された際、欧陽脩は上奏して弁明したため「朋党」とみなされ、朝廷を追われた。神宗の熙寧年間（一〇六八～一〇七七）に王安石（一〇二一～一〇八六）が変法を実施すると、欧陽脩は青苗法《せいびょうほう》を批判したため、再び朝廷を追われた。欧陽脩は平素より喫茶を好んだが、その詩「双井茶」では、茶を通して人情や道理についての感慨を述べ、双井茶こそ草茶の名品である宝雲茶や日注茶を超えるものだとした。このように言うのは、もとより双井茶の品質が実際に優れていたからなのだが、一方では「争新棄旧（新を争い旧を棄《す》つ）」という世間の風潮を批判する気持ちも含まれている。さらに筆勢は一転し、「豈知君子有常徳、至宝不随時変易（豈《あ》に知らんや君子に常徳有りて、至宝は時に随《したが》いて変易せざるを）」と記す。「争新棄旧」は人

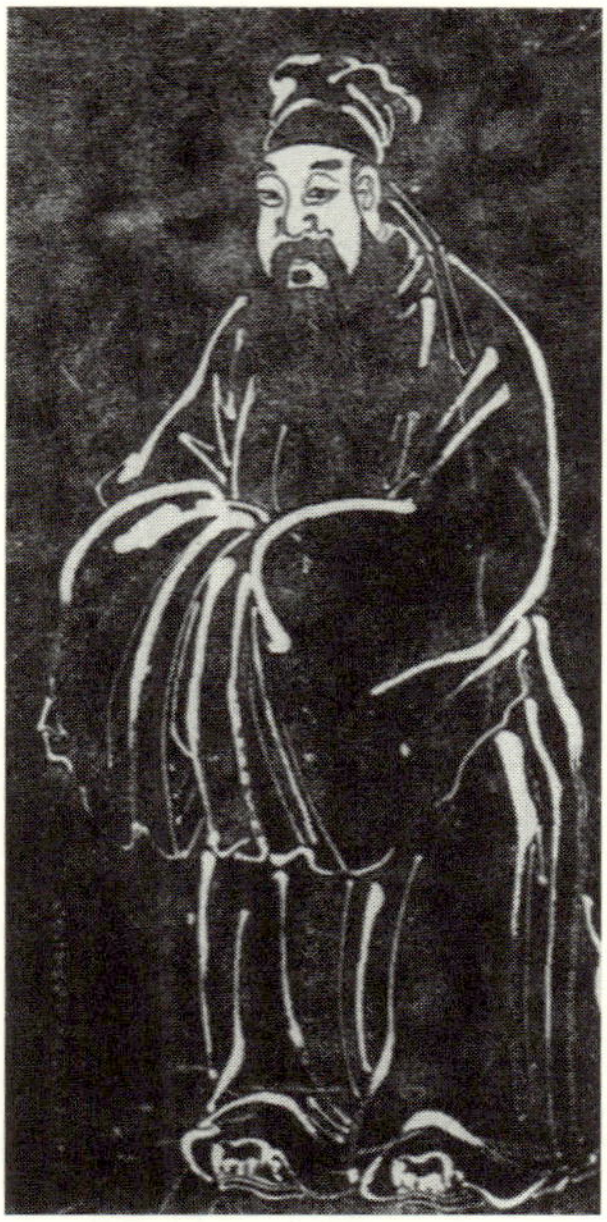
欧陽脩像（部分、揚州欧陽文公祠 蔵）

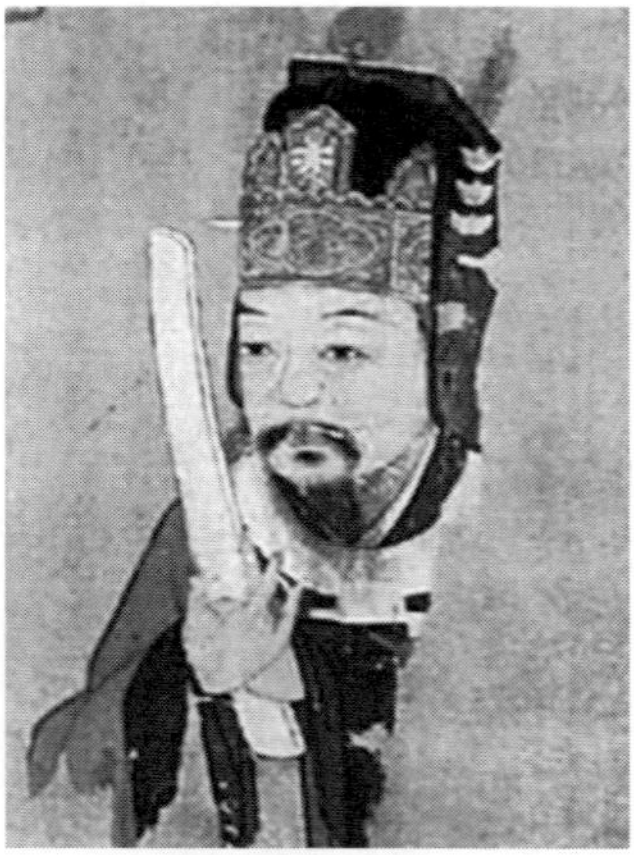

范仲淹（『范仲淹全集』より）

情の常であるが、原則を守って道徳規範に基づく君子について言えば、君子の堅持する節操は、世俗の好みに従って安易に変化するはずはないのである。茶をこの観点から見れば、宋代の最上の茶は、やはり建州の龍鳳団茶であり、その品質、風味は一貫して変わらず、これこそ君子の品性に等しいというのである。

蘇軾は栄辱《えいじょく》を繰り返す落差の激しい一生であったが、幸いにも常に茶という友があった。蘇軾は一生の間、赴任や左遷により多くの地に赴いたが、行く先々で名茶佳泉と出会えば、必ず熱心に味わった。茶を味わった後には、蘇軾は茶の詩詞文章を多く書き残し、喫茶に対する特別な境地を記し、さらに生命や人生についての感慨を述べている。その詩「次韻曹輔寄壑源試焙新芽（曹輔の壑源《がくげん》の試焙の新芽を寄するに次韻す）」では、彼はことさらに名茶を美人にたとえ、「要知玉雪心腸好、不是膏油首面新（玉雪の心腸の好きを知るを要すれば、是《こ》れ膏油《こうゆ》して首面の新なるにあらず）」[41]と。美人の美しさというものは、白雪のように清らかなその内面に由来するものであり、表面的な化粧によって作られるものではないという。蘇軾はさらに茶を擬人化した伝記作品の「葉嘉伝」を著し、胸に大志を抱いて質実剛健、さらに風味恬淡にして清廉潔白な、理想の君子像を主人公の茶によって描いたのである。

2　茶を文人の情懐と忠臣の行為になぞらえる

王禹偁（九五四～一〇〇一）は北宋初期の著名な政治家、文学者、歴史家であり、平素から茶を好み、喫茶を不可欠とする生活をしていた。王禹偁は一生に三度、左遷の憂き目を見て、「三黜賦」を著し、その正直、仁義を堅守する不屈の信念を表した。かつて太宗の至道三年（九九七）揚州刺史に左遷された時、「茶園十二韻」を作り、茶によって自らの志を明らかにした。「沃心同直諫、苦口類嘉言。未復金鑾召、年年奉至尊（心に沃するは直諫《ちょくかん》に同じく、口に苦きは嘉言《かげん》に類す。未だ金鑾《きんらん》の召を復せざるに、年年至尊に奉ず）」と。[42] 揚州の地では、新茶を貢納することが揚州刺史の職責の一つであった。王禹偁は勤勉に職務に励み、京城に帰還の命があるまでは、毎年まじめに貢納すると述べている。同時に、茶の特性を描写する際には、擬人法を用いて茶に意を寓し、自身の情懐や抱負を「沃心同直諫、苦口類嘉言」と表したのである。良い茶は口に入ると苦いが、後味は甘い。十国呉越の皮光業は、茶事に耽溺した人物だが、「未見甘心氏、先迎苦口師（未だ甘心氏を見ざるに、先ず苦口師を迎う）」[43]という詩句を詠み、茶を口に苦いが思いやりのある、良い先生のようであるとした。王禹偁が茶を口に苦い良薬に喩えたのも、善良で誠意ある直言、面と向かっての直諫こそが、人の心を開かせるという意味を込め、自らも攻撃を恐れず、あくまでも苦言良言で天子を啓発し直諫しようという意思を表しているのである。

范仲淹（九九九～一〇五二）は北宋の著名な政治家、文学者で、若い頃から勤勉で学を好み、胸には遠大な政治への理想を抱き、天下の政務を担うことを、常に自らの目標としていた。宋の仁宗の景祐元年（一〇三四）、彼が左遷されて睦州（桐廬郡）太守であった時、幕僚の章岷と唱和して、長編の「和章岷従事鬭茶歌（章岷従事の鬭茶歌に和す）」を作り、その中で「衆人之濁我可清、千日之酔我可醒（衆人の濁も我清むべく、千日の酔も我醒すべし）」[44]と述べ、茶を借りて自身の意志と理想とを表現した。茶の「衆人之濁」「千日之酔」を覚醒するという特性にことよせて、自身の政治的理想を表したのである。慶暦の新政が失敗した後、范仲淹は再度左遷されて京城を離れるというように、彼は人生の浮沈を何度も経験した。二年後、范仲淹は同様に左遷されて岳陽知州となった滕子京に招かれ、彼が重修した岳陽楼のために文章を作ったが、これこそ千古に伝わる名篇「岳陽楼記」である。范仲淹は文中で自身の栄辱昇遷を度外視し、「不以物喜、不以己悲（物を以て喜ばず、己を以て悲しまず）」、「先天下之憂而憂、後天下之楽而楽（天下の憂いに先んじて憂い、天下の楽しみに後れて楽し）」もうとした。作者は迫害に遭って江湖の遠地にいるが、なおも心は国事を憂い理想を棄てないという理念と、正義の士大夫が身を処す際の行動規範とを表しているのである。先の「衆人之濁我可清、千日之酔我可醒」の句で表明された、衆人の汚濁や千日の沈酔を取り除くという理想が、ここでさらなる高みに到達しているのである。

北宋の著名な文学者の晁補之（一〇五三～一一一〇）は「蘇門四学士」の一人である。晁補之は詩「次韻蘇翰林五日揚州石塔寺烹茶（蘇翰林の五日揚州石塔寺にて茶を烹るに次韻す）」において「中和似此茗、受水不易節（中和は此の茗に似て、水を受くるも節を易《か》えず）」[45]と述べている。これは、蘇軾が心中に一貫して中正、穏便さを保持し、種々の挫折に遭いながらも平生の節操を改めなかったことを、水によって本質を変えない茶と同様であると賛美しているのである。

3　茶によって人生を悟り、禅理を悟る

南宋の著名な理学者、教育者の朱熹（一一三〇～一二〇〇）は、程朱学派の主要人物であり、宋朝理学の集大成者として、その体系を完成させた。潭州の岳麓書院、武夷山の「武夷精舎」等の書院に門徒を集め、理学を伝授した。彼の学問の主旨は、万物の道理を窮め、自ら実践し、常に敬を失わないというところにあった。そこで日常生活で目に触れることの多い茶もまた、普通の物から真理に到達するという意味で、朱熹の講義材料となった。たとえば、「茶の一味」から「理一」を講じて、「如這一盞茶、一味是茶、便是真。才有些別底滋味、便是有物夾雑了、便是二（這《こ》の一盞茶の如きは、一味是れ茶、便《すなわ》ち是れ真なり。才《わず》かに些《いささ》か別底に滋味有れば、便ち是れ物の夾雑《きょうざつ》すること有り、便ち是れ二なり）」と述べる。また茶にことよせて、「天理人欲只要認得分明。便喫一盞茶時、亦要知其孰為天理、孰為人欲（天理と人欲は只だ認め得ること分明なるを要す。便ち一盞の茶を喫する時も、

亦た其の孰《いず》れか天理為りて、孰れか人欲為るかを知るを要す」(46)と述べ、天理と人欲の区別は、いかなる場合にも峻別すべきであると説く。

朱熹はまた、茶から天理を追究し、人間社会を比喩している。「先生因喫茶罷、曰、物之甘者、喫過必酸、苦者喫過却甘。茶本苦物、喫過却甘。問、此理如何。曰、也是一箇道理、如始于憂勤、終于逸楽、理而後和。蓋礼本天下之至厳、行之各得其分、則至和。又如『家人嗃嗃、悔厲吉、婦子嘻嘻、終吝』、都是此理(先生は茶を喫し罷るに因りて、曰く、物の甘き者は、喫し過ぐれば必ず酸く、苦き者は喫し過ぐれば却って甘し。茶は本と苦き物なるも、喫し過ぐれば却って甘しと。問う、此の理如何と。曰く、也《ま》た是れ一箇の道理にして、如し憂勤より始まれば、逸楽に終り、理にして後に和す。蓋し礼は本と天下の至厳なるも、之を行いて各おの其の分を得れば、則ち和に至る。また『家人嗃嗃《かくかく》たるも、厲《きび》しきことを悔ゆれば吉、婦子嘻嘻《きき》たるは、終に吝《く》ゆ』の如きは、都《すべ》て是れ此の理なり)」(47)と。

はじめ苦く後に甘いという後味の良さは茶の持ち味である。たしかに宋代には喫茶が流行したが、茶の持ち味をすべての人々が自覚して体験したわけではない。朱熹は目についたものを例にとることで、聞く者に生活上の体験を即座に喚起せしめたのである。次いで朱熹は、茶が持つ甘さと苦さの弁証的な特質から、人間社会も「始于憂勤、終于逸楽、理而後和」であるという弁証的道理を導きだし、これは人々に受け入れやすいものであった。礼は天下で最も厳粛な事柄であり、もし人々が厳格に礼に従った行動ができるならば、和睦融和という結果が手に入れられる。『易経』家人の「九三、家人嗃嗃、悔厲吉。婦子嘻嘻、終吝」とは、厳格すぎる人が、その厳格さを反省すると、かえって吉運を保持できるが、平素から締まりなく笑う人は最後に悔恨、あるいは遺憾に思うという意味である。つまり、これは「茶本苦物、喫過却甘」の道理と同様なのである。

黄庭堅（一〇四五～一一〇五）は北宋の著名な詩人にして詞人、書道家としては宋の四大家の一人であるが、生涯喫茶を好み、喫茶は彼の身心に大いなる愉悦を与えた。彼は北宋の仏教の在家信者としても有名で、その発想は当時の多くの文人士大夫と同様であり、仏学と座禅の効用は、仏法を学び、自身を鍛え、霊魂の解脱を求め、道徳を完璧にするばかりでなく、さらに芸術的な創作を助けるものと考えていた。黄庭堅が茶を好み禅になじんだのは然るべくしてそうなったのであり、茶と仏法禅理を詩の中で融合させている。詩「寄新茶与南禅師（新茶を寄せて南禅師に与う）」では、「石鉢収雲液、銅瓶煮露華。一甌資舌本、吾欲問三車（石鉢に雲液を収め、銅瓶に露華を煮る。一甌舌本に資し、吾三車を問わんと欲す）」と詠み、茶に託して仏道を追究している。詩「送張子列茶（張子を送りて茶を列ぶ）」では、仏法と茶を関連づけ、

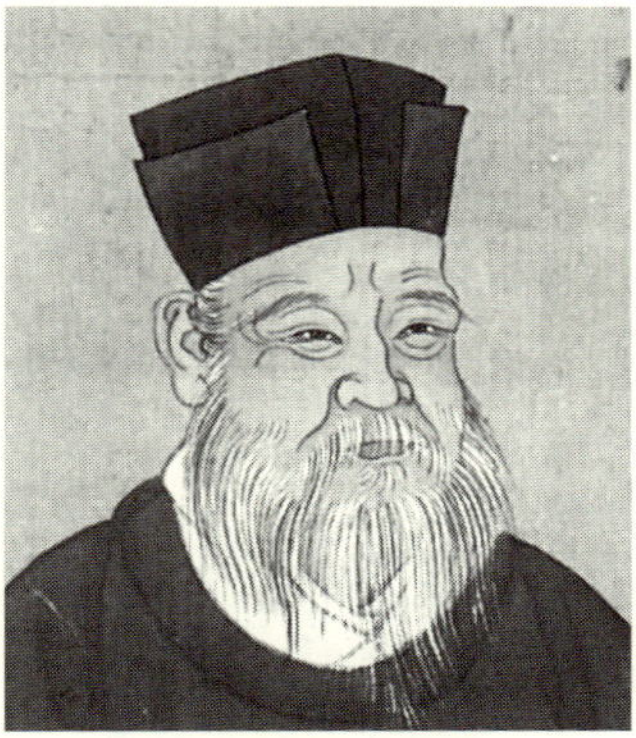
朱熹（『中国歴代名人画像譜』より）

そこから人生の悟りを感得し、「斎余一椀是常珍、味触色香当幾塵（斎余の一椀は是れ常珍、味触色香当に幾塵なるべし）」と述べる。仏教には「六塵」という考えがあるが、茶には味、触、色、香のもろもろの塵があるというわけである。続いて、「借問深禅長不臥、何如官路酔眠人（借問す禅に深くして長く臥《ふ》せざるは、官路酔眠の人と何如《いかん》ぞ）」と述べる。すなわち、茶を飲んで長時間座禅して眠らない、こうした清浄な境地は、利益を追求して酒に酔いつぶれる役人などとは比べものにならない、(48)というわけである。黄庭堅は、蘇軾が幾度もの浮沈の末、最後には地の果てへ流されてしまったという事実を目の当たりにしたし、『神宗実録』が原因となって自身もまた涪州等の地に流されたのだが、喫茶によって人生の深い悟りを得ることができた。

黄庭堅の「了了庵頌」の末の二句「若問只今了未、更須侍者煎茶（若し只今の了未を問わば、更に須《ま》つ侍者の茶を煎るを）(49)」は、『五灯会元』のような仏教書に見える求法問答に似ている。「若問只今了未」は、「如何是祖師西来意（如何ぞ是れ祖師西来の意）」「如何是教外別伝底事（如何ぞ是れ教外別伝の事）」「如何是平常心合道（如何ぞ是れ平常心の道に合するは）」等の、禅問答における仏法の大義に関する究極の問いかけに酷似している。「更須侍者煎茶」は、禅師たちのこれら大問題に対する「喫茶去」式の完璧な回答である。黄庭堅のような信仏修禅の茶人においては、仏法禅機のすべてが一盞の茶の中にあるのである。

註

（1）王象晋『群芳譜』茶譜小序。

（2）熊蕃『宣和北苑貢茶録』。

（3）諸書籍目録及び熊蕃の引用がいずれも丁謂が咸平中に福建路転運使となったとするのは、誤り。雍正『福建通志』巻二一職官に載せる「（転運使）丁謂、至道間に任ず」という記事や、徐規先生の『王禹偁事迹著作編年』の考証によれば、至道二年に王禹偁は知滁州に在任し、「太子中允、直史館、福建路転運使丁謂に答うるの書有り」とある。至道三年に王禹偁は揚州から朝廷に帰り、「時に丁謂閩中に奉使して朝に回り、路に揚州に過り、禹偁と同行す」（中国社会科学出版社、一九八二年版一三一、一四四頁）とあり、丁謂が福建路転運使となったのは「至道年間」であるとわかる。

（4）晁公武『郡斎読書志』巻一二。

（5）葉夢得『石林燕語』巻八参照。賈青は蹇周輔に代わって福建路転運使に任ぜられた。蹇周輔が福建路転運使より発運副使に徙ったのは元豊元年十月（『長編』巻三〇三「元豊元年三月庚申」条小注参照）であるから、賈青が福漕の任にあったのはこの後であり、密雲龍が作られたのはさらにこの後となる。したがって熙寧は元豊の誤り。

（6）張舜民『画墁録』参照。『宣和北苑貢茶録』は「元豊間」に作り、周煇『清波雑志』巻四にも類似の記述があり、熙寧より後に初めて重んぜられたが、製造されたのがいつかはわからない。

（7）『石林燕語』巻八参照。また王闢之『澠水燕談録』巻八に小龍斤二十餅とあるのは、誤り。

（8）熊蕃『宣和北苑貢茶録』。

(9) 熊克増補『宣和北苑貢茶録』と姚寛『西渓叢語』に、このことについて記載がある。
(10)『郡斎読書志』と馬端臨『文献通考』では『建安茶録』に作る。
(11)『郡斎読書志』巻一二。
(12) 熊蕃『宣和北苑貢茶録』は「景徳中、建守周絳補茶経を為す」と述べるが、陳振孫『直斎書録解題』巻一四では、「知建州周絳の撰、大中祥符間に当たる」という。案ずるに熊蕃は建安の茶事に通暁していたので、彼の説が妥当と考えるべきであろう。
(13)『康熙溧陽県志』巻三『古迹附書目』中に「『補茶経』は、邑人周絳の著なり」とある。
(14)『郡斎読書志』巻一二。
(15) 蔡襄『茶録』自序参照。
(16)『居士外集』巻一五。
(17)『小畜集』巻八。
(18)『全宋詩』巻三八六、巻一〇八参照。
(19) 文同『丹淵集』巻八。
(20) 宋祁『景文集』巻四七、巻一八参照。
(21)『全宋詩』巻二九〇。
(22)『全宋詩』巻二五七。
(23)『剣南詩稿』巻一八、巻二四。
(24)『全宋詞』第一冊、三八七頁。

(25)『全宋詩』巻一四二七。
(26)『全宋詩』巻一四二五、一四二七。
(27)『全宋詩』巻八〇七。
(28)『剣南詩稿』巻三〇。
(29)徐璣『二薇亭詩集』。
(30)白居易「蕭庶子相過」(『全唐詩』巻四五〇)。
(31)『全宋詞』第二冊、九二九頁。
(32)葛長庚「酹江月・春日」(『全宋詞』第四冊、二五八四頁)。
(33)黄庭堅「定風波」に「客に両新鬟の善く歌う者有り、請いて送湯曲を作さしめ、因りて戯れに二物を前む」とある(『全宋詞』第一冊、四〇三頁)。
(34)葛長庚「永遇楽」(『全宋詞』第四冊、二五七四頁)。
(35)邢凱『坦斎通編』に唐の李義山の「雑纂」を引き、殺風景の事例に「対花点茶(花に対して茶を点ず)」があるというが、現在遺る「雑纂」には載っていない。
(36)『全宋詩』、巻一二四四、巻三六八参照。
(37)蔡絛『鉄囲山叢談』巻六。文淵閣本四庫全書は「舞」を「無」に作り、別本ではあるいは「生」に作る。中華書局、一九八三年版馮恵民・沈錫麟点校『鉄囲山叢談』がこの条の句読を「茶甌十、兎毫四、散其中」に作るのは誤り、「兎毫盏」とは何かわかっていないのである。
(38)蘇軾「新歳展慶帖」、北京故宮博物院蔵参照。

(39)『山谷集』巻八「以椰子茶瓶寄徳孺二首」参照。
(40)『全宋詩』巻二七三、文彦博「彭門賢守器之度支(趙鼎)記余生日過形善祝幷恵黄石茶甌懐素千字文一軸輒成拙詩仰答来意」、『全宋詩』巻三六七、邵雍「代書謝王勝之学士寄萊石茶酒器」参照。
(41)『全宋詩』巻八一五。
(42)『小畜集』巻一一。
(43)陶谷『清異録』茗荈門、苦口師。
(44)『全宋詩』巻一六五。
(45)『坡門酬唱集』巻一二。
(46)『朱子語類』巻一五「大学二」、巻三六「論語十八」参照。
(47)『朱子語類』巻一三八「雑類」。
(48)『山谷集』外集巻一三、巻一四。
(49)『山谷集』巻一五。

(佐藤正光訳)

Ⅳ 史料

『喫茶養生記』初治本原文

高橋忠彦校訂

凡例

○以下は、寿福寺蔵『喫茶養生記』の本文の翻字である。
○『喫茶養生記』の初治本としては寿福寺本が最善本である。他に多和文庫本が知られているが、これは近世の写本であり、寿福寺本の誤りを全面的に正すような性質のものではないため、それとの校勘はあえて付さない。
○翻刻は、『鎌倉・寿福寺本（重要文化財）喫茶養生記』（鎌倉同人会編　かまくら春秋社　一九七九年）に掲載される影印に基づいた。
○原本は全十九丁よりなるが、十六丁に当たる部分を欠く。個人蔵の『喫茶養生記』写本が、この十六丁の表裏に該当すると思われるので、それによって補う。詳しくは村井康彦「もどって来た『喫茶養生記』」（『日本研究』第2集）参照。
○字体は、原則として常用漢字体に改め、常用漢字体の無いものは康熙字典体によった。ただし、異体字を残した部分もある。
○原本では古風な字体で書かれているため、従来誤字とされているような箇所もあるが、それは通常の原則で翻字した。たとえば、「血」が「西」に似た字形、「失」が「共」に似た字形で書かれているが、これは唐代に通行しており、日本でも使用されていた字体である。したがって、そのまま「血」や「失」と翻字すべきである。「充」を「宛」に似た字形で書くのも同様で、これが後世「宛」を「充」に宛てるようになった原因ではあるが、ここでは「充」と翻字した。
○原本の単なる書き癖と思われるものは、通常の字形に改めた。たとえば「末」は概ね「未」と書かれているが、「末」と翻字した。なお、「危」の意味で「卮」が使用されているように見える箇所があるが、これは書き癖というより、日本では「卮」に「あやぶむ」という訓があったためであり、混乱や誤りとは言えない。意味は「危」と同じく解してよい。
○原本の抄物書きは一般表記に直した。
○原本には送り仮名、傍訓、合符等が付されているが、栄西の原著にさかのぼるとは考えられないので、翻字の対象外とした。
○句読点・引用符合は、適宜施したものであり、必ずしも原本にしたがったわけではない。
○原本の行款は可能な限り尊重し、丁の初めを【一丁表】のように表した。
○原本で夾注となっている部分、及び小字右寄せとなっている部分は、〔　〕で示した。

○原本が明らかに誤っている場合は、推定される正しい形を〈　〉でその下に示した。補足すべき文字は［　］で示した。
○原本で読めない部分は、初治本では多和文庫本、再治本では史料編纂所本等の諸本を参照して補い、□で囲って示した。
○原本の書き込みについては、自筆と別筆とを問わず、テキストの理解に有用なもののみ取り上げ、（　）で説明を加えた。

【一丁表】

喫茶養生記巻上〔序〕　入唐律師栄西録
茶也、末代養生之仙薬、人倫延齢之妙術也。山
谷生之、其地神霊也。人倫採之、其人長命也。天
竺唐土同貴重之。我朝日本昔嗜愛之。従
昔以来、自国他国倶尚之。今更可捐乎。況末
世養生之良薬也。不可不斟酌矣。謂劫初時、
人四大〔地、肉骨。水、血。火、煖気。風、動作力。〕堅固、与諸天身同。末世時人、
骨肉怯弱、如朽木矣。針灸並痛、湯治亦不応
乎。若好其治方者、漸弱漸竭、不可〔不〕拍〈怕〉者歟。

【一丁裏】

伏惟、天造万像、以造人為貴也。人保一期、以守命為
貴〈賢〉〔「貴」を消して別筆で「賢」〕也。其保一期之根源、在養生。其示養生之術
計、可安五臓。〔肝心脾肺腎也。〕五臓中、心臓為王乎。心臓建立之
方、喫茶是妙術也。厥忘心蔵則五蔵無力也。忘五
蔵則身命有厄乎。寔印土耆婆往而隔二千

余年。末世之血脈誰問乎。漢家神農隠而送
三千余歳。近代之薬味詎理乎。然則無人于
詢病相、徒患徒厄也。有悞于請治方、空灸空
損也。偸聞、今世之医術則含薬而損心地、病与

【二丁表】

薬乖故也。帯灸即夭身命、脈而〈与〉灸戦故也。不如
訪大国之風、示近代治方乎。仍立二門、示末世病相、
留贈後混〈昆〉共利群生矣。于時承元五年辛未歳、
春正月一日謹叙。

第一五臓和合門。

第二遣除鬼魅門。

第一五臓和合門者、尊勝陀羅尼破地獄儀軌秘鈔
云、一、肝蔵好酸味、二、肺蔵好辛味、三、心蔵好苦味、
四、脾蔵好甘味、五、腎蔵好鹹味、又以五蔵充五行、

【二丁裏】

〔木火土金水也。〕又充五方。〔東南西北中也。〕

肝、東也、春也、木也、青也、魂也、眼也。
肺、西也、秋也、金也、白也、魄也、鼻也。
心、南也、夏也、火也、赤也、神也、舌也。
脾、中也、四季終也、土也、黄也、志也、口也。
腎、北也、冬也、水也、黒也、想也、骨髄也、耳也。
此五蔵受味不同。一蔵好味多入、則其蔵強、剋傍
蔵、互生病。其辛酸甘鹹之四味、恒有之、食之。
苦味恒無、故不食之。是故四蔵恒強、心蔵恒弱、故
【三丁表】
恒生病。〔其病、日本名云心助也。〕
若心蔵病時、一切味皆違。食則吐之、動不食万物。
今用茶則治心蔵、為令無病也。可知心蔵有病
時、人皮肉色悪、運命依此減也。自国他国調菜
味同之、皆以欠苦味乎。但大国喫茶、我国不喫
茶。大国人心蔵無病、亦長命、不得長病羸痩乎。
我国人心蔵有病、多長病羸痩乎。是不喫茶

之所致也。若人五蔵不調、心神不快時、必喫茶。
調心蔵、除愈万病矣。心蔵快之時、諸蔵雖有病

【三丁裏】

不強痛也。又五蔵曼荼羅儀軌鈔以秘蜜真言
治之。

肝、東方阿閦仏也。又薬師仏也。金剛部也、即結独
古印、誦字真言加持、肝蔵永无病也。
心、南方宝生仏也、虚空蔵也、即宝部也。即結宝形
印、誦〔怛羅字〕字真言加持、心蔵則無病也。
肺、西方无量寿仏也、観音也、即蓮華部也。結八葉
印、誦〔乞里字〕字真言加持、肺蔵則無病也。
腎、北方釈迦牟尼仏也、弥勒也、即羯摩部也。結羯

【四丁表】

摩印、誦〔悪字〕字真言加持、腎蔵無病也。
脾、中央大日如来也、般若菩薩也、仏部也、結五古印、誦
〔鑁字〕字真言加持、脾蔵無病也。

此五部加持則内之治術也。五味養生則外療持〈治〉（「療持」の右に別筆で「療治歟」と傍書）也。内外相資、保身命也。其五味者、

酸味者、是柑子、橘、柚、酢等也。

辛味者、是薑、胡椒、高良薑（「良薑」の二字虫損のため、右に別筆で「良薑」と傍書）等也。

甘味者、是砂糖等也。

苦味者、茶、青木香等也。

【四丁裏】

鹹味者、是塩等也。

心蔵是五蔵君子也。茶是味之上首也。苦味是諸味之上首也。因茲心蔵愛此味。以此味建立此蔵安諸蔵也。若人眼有病、可知肝蔵損也。酸性薬可治之。耳有病、可知腎蔵損也。以鹹［性］薬可治之。鼻有病、可知肺蔵損也。以辛性薬可治之。舌有病、可知心蔵損也。以苦性之薬可治之。口有病、可知脾蔵之損也。以甘性薬可治之。若身弱意消者、可知亦心蔵之損也。頻喫茶則気力強盛也。其茶

【五丁表】

功能并採調時節戴〈載〉左。有六箇条矣。

一者、明名字章

爾雅曰、檟苦茶。

一名茆。一名茗。

早採者云茶。晩［採］（「晩」の下に丸を付し、右に「採」を補入）者云茗也。

西蜀人名曰苦茶。〔西蜀、国之名也。〕

又云成都府。唐都西五千里有此処。々々一切物

美也。茶必美也。

広州記曰、　皐盧、〔茶也〕。

【五丁裏】

一名茗。広州、宋朝南五千里有此処。与崐崘国

并天竺相近。天竺貴物生於此。依土宜美、茶亦美

也。此州無雪霜温煖。冬不着綿衣。是故茶味美也。

仍美名云皐盧也。此州瘴熱之地也。北方人到十

三（「三」の右に別筆で「之」と傍書）九厄。万物味美、故人多侵。然者食前喫檳榔子、

客人強多喫之。食後喫茶、客人来、強多令喫。
為不令身心損壊也。仍貴重檳榔子与茶矣。
南越志曰、過羅〔茶也〕。一名茗。
陸羽茶経曰、茶有五種名。
【六丁表】
一名茶。二名檟。三名蔎。四名茗。
五名荈。〔加茆為六。〕魏王花木志曰、茗云々。
二者、明樹形花葉形章
爾雅註曰、樹小似梔子木云々。
桐君録曰、茶花状如梔子花。其色白云々。
茶経曰、葉似梔子葉。花白如薔薇也云々。
三者、明功能章
呉興記曰、烏程県西有温山、出御茆。是云供
御也。君子召物、皆名称供御。貴哉茶乎。宋録曰、
【六丁裏】
此甘露也。何言茶茗焉。広雅曰、其飲茶醒酒、令人

不眠云々。（「万」の上に丸を付し、右に「眠」と傍書）［眠］万病之根源也。無病不眠。

博物志曰、飲真茶令小眠睡云々。

眠者令人鈍根。

神農食経云、茶茗宜久服、令人有悗〈悦〉（「悗」の右に別筆で「悦」と傍書）志。本草

曰、茶、味甘苦、微寒、無毒。服即無瘻瘡也。

小便利、睡小、去痙渇、消宿食云々。

一切不予、発於宿食。々々消、故無病也。

宿食、三日五日食也。

【七丁表】

花他〈佗〉食論曰、茶久食、則益意思云々。

壺居士食忌曰、茶久服羽化。与韮同食、令人身重。

韮草此方無之。韮之類也。

陶弘景新録曰、喫茶、軽身、換骨苦云々。

脚気即骨苦也。脚気妙薬、何物如之哉。

桐君録曰、茶煎飲、令人不眠。不眠則無病也。

杜育荈賦曰、茶調神和内、倦懈康除云々。

内者五蔵異名也。治五蔵不和、在茶而已。
又五内云也。
【七丁裏】
張孟陽登成都楼詩曰、芳茶冠六清、溢味播
九区。人生苟安楽、茲土所〈聊〉可娯云々。
六根清明云六清也。九区者、漢地九州云也。〔漢地九分立州。今卅六群〈郡〉、三
百六十八州。〕生苟者、生用菜。身安楽無病云也。苟則菜
也。可娯者、娯楽也。
本草拾遺曰、皐盧、苦平。作飲、止渇、除疫、不睡、
利水道、明目。生南海諸山中。南人極重之云々。
南人者、広州之洋、有孤絶之島、称曰海南、
又云広南也。
【八丁表】
又近々有多洲渚、此等皆称曰南也。今南人即是
等也。広州即瘴熱地也。瘴〔此方赤虫病云也。〕唐都人知（「知」を墨引抹消）
知州到此地、十之九不帰北方。食物美味、食而難

消、故多食檳榔子、喫茶。不喫多食、則侵身蔵不存百之一也。無寒之地故也。日本国大寒之地、故無此難。尚南方熊野山夏不参詣、為瘴熱之地故也。

天台山記曰、茶久服、生羽翼。是身軽而可飛、故云爾也。

【八丁裏】

白氏六帖茶部曰、供御云々。

非百姓下人所宜、故貴重而如此云也。白氏文集詩曰、午茶能散睡云々。

午者、食時也。茶、食後喫、故云午茶也。

白氏首夏詩曰、[或]飲一甌茗云々。

甌者茶盞之美名也。口広底狭也。為不令茶湯久寒、器之底狭深也。小器名也。浅盞飲茶非也。

又曰、破眠見茶功云々。

【九丁表】

喫茶、終夜不眠而不苦身矣。

又曰、酒渇春深一盃茶云々。

飲酒、則喉乾引飲。其時唯可喫茶、勿飲他湯水等。

飲他湯水、生種々病故也。

四者、明採茶時節章

茶経曰、凡採茶、在二月三月四月之間也。宋録曰、

大和七年正月、呉蜀貢新茶。皆冬中作法為之。

詔曰、所貢新茶宜於立春後造云々。意者冬中造、

則有百姓煩故也。自此以後、皆立春後造之、進之。

【九丁裏】

唐史曰、貞元九年春、初税茶云々。

茶美名云早春、又云牙茗、此儀也。宋朝此比採茶作

法、内裏後園有茶園。元三之内、集下人入茶園

中、言語高声、徘徊往来終日。則次之日、茶一分二

分萌、以銀之毛抜採之、而後作茶。一匙之直

及千貫矣。
五者、明採茶様章
茶経曰、雨下不採茶。雖不雨而有雲、亦不採、不焙、不蒸。用力弱故也。
六者、明調採〈様〉(「採」の右に別筆で「様」と傍書)章
見宋朝焙茶様、朝採、即蒸、即焙之。懈倦怠慢之者、不可為事也。【一〇丁表】焙棚敷紙、々不焦許誘火入、工夫而焙之。不緩不急、終夜不眠、夜雨〈内〉(「雨」を見せ消ちにし、右に「内」と傍書)焙上。盛好瓶、以竹葉堅閉、則経年歳而不損矣。欲採時、人夫并食物炭薪、巨多割置、而後採之而已。
右末世養生之法、記録如斯。抑我国医道之人、不知採茶法、故不用之。還譏曰、非薬云々。是則不知茶【一〇丁裏】之徳之所致也。

栄西在唐之昔、見貴重茶如眼。有種々語不能具註。帝王有忠臣必給茶、僧説妙法則施茶。今昔同儀、或只在茶之法。若不喫茶者、諸薬無効、心蔵弱故也。庶幾末代上中下諸人悉之。今依仰撰之。後不可添削矣。

喫茶養生記巻上

【一一丁表】

喫茶養生記巻下

入唐律師栄西録

第二遣除鬼魅門者、大元師〈帥〉大将儀軌秘鈔曰、末世人寿百歳時、四衆多犯威儀、不順仏教之時、国土荒乱、百姓亡喪之時、有鬼魅魍魎乱国土、悩人民、致種々之病無治術。医明無知薬方、無済長病、疲極無能救者。爾時、持此大元師〈帥〉大将心呪念誦者、鬼魅退散、衆病忽然除愈。行者深住此観門修此法者、少加功力必除病。復依此病、三宝祈請、無其験、則人軽仏法不信。臨爾之時、大将還念本誓、

【一一丁裏】

致仏法之効験、除此病、還興仏法。特加神験乃至得果証。〔略鈔。〕以之案之、近年以来之病相即是也。即彼儀軌有印術而已。栄西恒[得](「恒」の下に丸を付し、右に「得」と傍書)此意治之、多有験矣。其相非寒非熱、非地水、非火風。是故近比医道人多謬矣。

一者、飲水病

此病起於喫濃味。則以塩味為厄。若服桑粥則三五日必有験。永忌薤蒜葱、勿食矣。鬼病必悪葷腥耳。

【一二丁表】

二者、中風手足不従心病

此病起於冷気湿気。以針灸湯治為厄。若不近火、不浴湯、只[如](「只」の下に丸を付し、右に「如」と傍書)平体時、不厭風、不忌食物、漫々治則漸平復。是又服桑粥桑湯。若欲沐浴時、煎桑湯行水一桶二桶。三五日一度浴之。浴時不垂汗、是治方也。

若湯気上則必不食故也。

三者、不食病

此病起於温気。好火好浴為厄。夏冬同以涼身為妙術。又服桑粥桑湯、漸答漸平愈。若欲悤着〈差〉、灸治湯治、弥増無平復矣。

【一二丁裏】

已上三種病、皆起於冷気。又末代鬼魅所着也。以桑木治之。必有効。勿疑々々。

四者、瘡病

此病起於水気冷気。而非癰丁等之悪瘡。人不知而多悞矣。但起於冷気、故大小瘡皆不負火。因不負火人。皆疑為悪瘡。尤愚也。近年以来瘡大小倶灸則腫増。腫増則無治也。火毒無能治者故也。水寒石寒為厄矣。

【一三丁表】

決定応死之業、何依灸可治。不定業、雖不灸何死哉。不灸治者多、灸治者少。尤可斟酌。若瘡出、則不問（「同」を墨で塗抹し、右に「問」と傍書）強軟、不知善悪、牛膝根擣絞、以汁附瘡、乾又付、則不腫傍、只瘡許腫熟破無事矣。是服桑粥桑湯、兼服五香煎矣。

五者、脚気病

此病起於夕之食飽満。若入夜食飯酒為厄。是又服桑粥桑湯。又服高良薑并茶為妙治矣。

新度医書云、患脚気人、晨飽食、午後勿

【一三丁裏】

飽食等云々。長斎人、無脚病是此謂也。

已上五種病、皆末世鬼魅之所致也。然皆以桑木治之者、桑樹是過去諸仏成道之霊木也。以此樹為乳木護摩時、鬼魅悉退散馳走。又息宋〈災〉（「宋」の右に「災」と傍書）法相応木也。桑樹下鬼魅不来。是故此樹為万病之薬也。若人携此木為念珠、為杖、為枕、天魔尚以不得侵。況諸余下劣鬼魅附近乎。是

以栄西以此木治諸病、無不得効験矣。有情人察之。近年以来、病皆為冷気侵。故桑是第

【一四丁表】

一之治方也。人不知此旨、多致夭害。瘡称悪瘡、諸病称脚病、並是愚。附高大之名不知所治、尤不便事。悪瘡無薬、脚病無治、故云、愚也勿詵〈説〉矣。脚病無治者、近年痛脚則冷気故也。不用冷気治、故脚病不可平愈。悪瘡無薬者、近年以来無悪瘡、只是冷気雑熱。故今名悪瘡則無治方也。因名得力、増気勢故也。偏以桑木治之、自得其験矣。桑方在左住〈注〉之。

一、桑粥法

【一四丁裏】

黒豆一把、桑枝口一寸長三寸、〔若納〈細〉指許可計、〕細破、与豆倶入水三升〔炊料〕煮之。豆桑被煎、即取木加米一把、随水多小、煮浮粥也。冬夜鶏鳴之期、夏夜半以前初

煮、夜明即煮畢。空心服之、不副塩、少分服、後食御菜也。毎朝無懈。久煮為薬、頓煮非薬。若無効、可知不熟煮也。朝食之、其日不引水、不酔酒、身心静也。信必有験矣。堅粥無効。但不似余物也。〔桑当年生枝、粥煎失弥好之。無者亦不嫌之。〕

一、桑煎法

【二五丁表】

截桑枝如双六裁、破燥之、木角焦許操〈燥〉之、割置三升五升、可盛袋歟、久持弥好乎。臨時、水一升許、入木半合許煎之服之。或不燥而煎服無失。生木又不苦矣。水気脚［気］（「脚」の下に丸を付し、右に「気」と傍書）癰腫風気皆治矣。

一、服桑木法

以鋸截之、屑細以五指取之。投美酒飲之。女人血気又能治之。身中腹中万病無不差。仙術在之。不可不信矣。

一、含桑木法

【一五丁裏】

如歯木削之、常口含之、(「無」の上に丸を付し、右に「口」と傍書)[口]無病、歯無失。口常香、魔不附近。末代医術何事如之哉。以根作、弥好。

土下三尺入者妙也。土上自有毒、土下偏無毒矣。

口咼目[咼](「目」の下に丸を付し、右に「咼」と傍書)皆治直也。人皆所知也。

一、桑木枕法

如箱造之、可用枕。々之則無頭風、不見悪夢、鬼魅不附近、目明乎。功能多、不能註進之。

一、服桑葉法

四月初、採影干。秋九月、三分之二落、一分残枝採、

【一六丁表】

又影干。末如茶法、服一如茶法服之。腹中無疾、身軽心利。四月葉九月葉、等分以秤計之。

一、服桑椹法

熟時収之、日乾為末、以蜜丸桐子大、空心酒服卅丸。毎日長服、身軽無病云々。

一、服高良薑法

此薬大宋国高良郡之薑也。大国契旦高麗同貴重之。末世妙薬只是許也。治近来之万病也。細末之、一銭投酒服之、断酒人以湯服之、又煎

【一六丁裏】

服之。但用力弱矣。粥米飲和服、皆好乎。多少遅速答為期。

一、喫茶法

白湯〔只沸水云也。〕極熱点服之。銭大匙二三匙、多少随意。但湯少好、其又随意。以殊（「来」を墨の線で消し、右に「殊」と傍書）以濃為美。食飯飲酒之次、必喫茶消食。引飲之時、勿飲他湯、偏可喫茶也。引飲時、桑湯茶湯不飲、則生種々病。茶功能上已記畢。此茶諸天嗜愛。仍供天等時、献茶。（「則」の上に丸を付し、別筆で右に「不供茶」と傍書）〔不供茶〕則其法不成就矣。

【一七丁表】

宋人歌云、疫神捨駕礼茶木。是故〔本〕（「草」の上に丸を付し、右に「本」と傍書）草拾遺云、〔文之名也、〕

止渇除疫云々。貴哉茶乎。上通神霊諸天境界、下資飽食侵害之人論〈倫〉(「論」の言扁に人扁を重ね書きし、右に別筆で「倫」と傍書)矣。諸薬唯主一種病、各施用力耳。茶為万病之薬而已。

一、服五香煎法

一者、青木香〔一両〕　其性苦辛。

二者、沈香〔一分〕　其性苦辛。

三者、丁子〔二分〕　其性苦辛。

四者、薫陸香〔一分〕　其性苦辛。

【一七丁裏】

五者、麝香〔少々、大熱故不多加也。〕其性苦辛。

右五種同時和合末、毎服一銭、沸湯点服。或煎服、其用弱。〔不末、只煎。〕五香和合之志、為令服青木香也。或只青木香服之意、治心蔵也。栄西昔在唐時、従天台山到明州、時六月十日也。天極熱、人皆気絶乎。于時店主取銚子、盛十〈丁〉子八分、即添水満銚子、良久煎之。不知何要乎。煎了、茶盞之大滴

入、持来与栄西令服。倆、法師、天熱之時、遠渉路
来、汗多流、恐有不快、仍与令服也云々。仮令炊
料一升水一升一半歟、煎只二合許也。其後身
【一八丁表】
涼、心地清潔也。以知大熱之時能涼、大寒之時
能温也。此五種随一有此徳、不可不知矣。冬月到
亦同前云々。五香煎徳与茶同。仍可服也。五香
不整足者、随一可服歟。已上末世養生記、蒙仏
加被、一々記録畢。是唯依大国口伝、非自由之情。
以此方治諸病、見之無相違乎。柳桑木是仙薬
也。仙人有二種仙人。一苦行仙。二服薬仙也。苦行仙者、断
食味、服一米一粟等、久活命。服薬仙者、服種々薬、
【一八丁裏】
以久保命。其中服桑木仙、能久保也。上件桑治方
勝諸方、是依為仙薬也。本草云、煎桑枝服、療
水気肺気脚気癰腫兼風気、常服、療遍体

風痒乾燥、又治眠暈嗽、又消食、利小便、身軽、耳目聡明、令人光沢、又療口乾矣、仙経云、一切仙薬不得桑煎則不服云々。先服桑煎、後服諸仙薬。以知桑是又仙薬之上首乎。茶与桑並服、貴重無高下、二倶仙薬之上首、養生之妙術而已。此等記録皆有所、又稟承在大国乎。不審之輩、到

【一九丁表】

大国詢之、無隠歟。今依仰之旨録上。後時不改章矣。

喫茶養生記巻下

承元五年〔辛未〕正月三日無言行法之次、自染筆謹書之。

権律師法橋上人位栄西

栄西年譜

＊和暦は改元後の元号を用いている

年号(西暦)	年齢	事項
保延七年(一一四一)	1歳	四月二十日、備中国吉備津神社の社家賀陽家に生まれる。
久安四年(一一四八)	8歳	父の指導のもと、『倶舎頌』を読む。
仁平元年(一一五一)	11歳	安養寺の静心に師事する。
仁平四年(一一五四)	14歳	剃髪して比叡山の戒壇に登る。
保元元年(一一五六)	16歳	保元の乱が起こる。
保元二年(一一五七)	17歳	静心没す。法兄千命に従う。
保元三年(一一五八)	18歳	「虚空蔵求聞持法」の伝授を受ける。
平治元年(一一五九)	19歳	疫病が流行し、故郷の父母を見舞う。
応保二年(一一六二)	22歳	大山寺の習禅房基好から両部灌頂を受ける。 この頃、入宋の志を立てる。
仁安二年(一一六七)	27歳	九月、比叡山の顕意から密教の灌頂を受ける。 帰郷し、父母のもとを辞去する。

仁安三年（一一六八）	28歳	一月、阿蘇山にて入宋渡海を祈願する。 二月、博多に至り、香椎宮などで航海の安全を祈願する。 二月、博多で宋人の李徳昭に会い、宋の国情について尋ねる。 四月三日出発。同月二十四日、南宋の明州（寧波）に到着する。 五月、丹丘で重源と出会う。 五月、重源と共に天台山万年寺に入り、阿育王寺に詣でる。 九月、重源と共に帰国する。 冬、比叡山の座主、明雲に『天台章疏』を呈する。
嘉応元年（一一六九）	29歳	この頃、備前金山寺を復興し、灌頂を行う。 備中清和寺を再建、安井寺と改める。 備前日應寺にて密教灌頂を行う。 以後数年間、備前日應寺を中心に活動。
嘉応二年（一一七〇）	30歳	仲原太娘、誓願寺建立を発願する。
承安三年（一一七三）	33歳	五月二十八日、誓願寺の丈六阿弥陀如来像が完成する。 この頃、九州に移る。
安元元年（一一七五）	35歳	一月、『出纏大綱』『胎口決』を著す。 十月二十三日、誓願寺落慶供養の阿闍梨となる。 十月二十五日、『誓願寺創建縁起』を起草。

安元二年（一一七六）	36歳	一月十五日、『教時義勘文』の序を記す。 これ以後、『宋版一切経』の渡来を待つため、誓願寺に住む。
治承二年（一一七八）	38歳	七月十五日、『誓願寺盂蘭盆縁起』を著す。 十月十五日、『法華経入真言門決』を著す。
治承四年（一一八〇）	40歳	十二月、東大寺・興福寺焼失。
治承五年（一一八一）	41歳	五月八日、『秘宗隠語集』を著す。
文治元年（一一八五）	45歳	三月、平家滅亡。
文治三年（一一八七）	47歳	一月一日、『菩提心論口決』を著す。 四月十九日、再入宋。 四月二十五日、南宋の首都臨安に赴く。天竺行を願い出るが許可されず。
文治四年（一一八八）	48歳	天台山万年寺の虚庵懐敞に参禅し、禅の修業に励む。 天台山万年寺に山門・両廊修造の費用を寄付する。
文治五年（一一八九）	49歳	虚庵懐敞に従い天童山景徳寺へ移る。
建久元年（一一九〇）	50歳	天童山千仏閣復元のため、日本から木材を送ることを約束する。
建久二年（一一九一）	51歳	虚庵懐敞から法衣を受け、臨済宗黄龍派の印可を受ける。 七月、楊三綱の船で平戸葦浦に帰着する。 八月、初めての禅規を行う。

建久三年（一一九二）	52歳	一月、筑前に建久報恩寺を建立し、初めて菩薩戒の布薩を行う。 七月、源頼朝が征夷大将軍に就任する。 この年、千仏閣再建のための木材を天童山景徳寺に送る。
建久四年（一一九三）	53歳	筑後国に千光寺を建立する。
建久五年（一一九四）	54歳	上京して禅宗を唱えるが、達磨宗（禅宗）停止の宣旨が下される。
建久六年（一一九五）	55歳	筑前国博多に聖福寺を創建し、開山となる。日本最初の禅道場。 『出家大綱』を著す。
建久九年（一一九八）	58歳	『興禅護国論』を著す。
正治元年（一一九九）	59歳	この頃、鎌倉へ向かう。
正治二年（一二〇〇）	60歳	一月十三日、源頼朝一周忌供養法会の導師を務める。 閏二月十二日、北条政子、寿福寺を創建し、栄西を開山とする。 この年、『出家大綱』を再治。
建仁二年（一二〇二）	62歳	源頼家の援助のもと、京に建仁寺が創建され、栄西が開山となる。
建仁三年（一二〇三）	63歳	建仁寺に顕・密・禅の三宗を併置する。
元久元年（一二〇四）	64歳	二月九日、建仁寺僧堂が造営される。 四月七日、『斎戒勧進文』を著す。 四月二十二日、『日本仏法中興願文』を著す。
元久二年（一二〇五）	65歳	三月、建仁寺が官寺となる。

建永元年（一二〇六）	66歳	重源に菩薩戒を授ける。 六月五日、重源没。 十月二日、重源の後任として東大寺勧進職に就任する。
承元元年（一二〇七）	67歳	六月、唐墨筆を東大寺に献上する。 この頃、栂尾高山寺に登り、明恵上人に茶の種を贈る。
承元三年（一二〇九）	69歳	八月、京の法勝寺九重塔再建を命じられる。
建暦元年（一二一一）	71歳	一月、『喫茶養生記』（初治本）を著す。 南宋から帰国した俊芿を建仁寺に迎える。
建暦二年（一二一二）	72歳	法印に叙任される。
建保元年（一二一三）	73歳	四月、法勝寺九重塔が再建され、供養する。 五月、権僧正に就任する。
建保二年（一二一四）	74歳	一月、『喫茶養生記』を再治する。 二月四日、源実朝に茶と『喫茶養生記』を献上する。 『入唐縁起』を著す。
建保三年（一二一五）	75歳	鎌倉を発ち京へ向かう。 七月五日、京都で入寂（六月五日、鎌倉で入寂したと『吾妻鏡』には記されている）。

翻訳者一覧（掲載順）

山崎　藍（YAMAZAKI Ai）

明星大学人文学部准教授。専門は中国古典文学。主要論文に、「「遶牀」について──李白「長干行二首」其一の解釈と旋回儀礼」（『中唐文学会報』第19号 2012）、「死者を悼んで旋回する──元稹「夢井」における「遶井」の意味」（『東方学』東方学会、第123輯 2012）、共著に、『中国古典小説選』第一巻（明治書院 2007）など。

佐藤正光（SATOU Masamitsu）

東京学芸大学教育学部教授。専門は、中国古典文学。主要著書に、『南朝の門閥貴族と文学』（汲古書院 1997）、『中国学藝聚華』（共編、白帝社 2012）など。

執筆者一覧（掲載順、編者は奥付参照、＊翻訳監修）

高橋忠彦（TAKAHASHI Tadahiko）＊

東京学芸大学教育学部教授。専門は、中国喫茶文化史研究と日中漢字文化史研究。主要編著書に、『茶道学大系七　東洋の茶』（千宗室監修　高橋忠彦編 淡交社 2000）、『日本の古辞書　序文・跋文を読む』（高橋忠彦・高橋久子 大修館書店 2006）、『尊経閣文庫本 桂川地蔵記 影印・訳注・索引』（高橋忠彦・高橋久子・古辞書研究会 共編著 八木書店 2012）がある。

中村修也（NAKAMURA Shuya）

文教大学教育学部教授。専門は日本茶道史・古代史。主要著書に、『戦国茶の湯倶楽部』（大修館書店 2013）、『秀吉の智略「北野大茶湯」大検証』（共著、淡交社 2009）、『手紙で読む千利休の生涯』（共著、同朋舎メディアプラン 2008）など。

程　啓坤（CHENG Qikun）

浙江農業大学茶学系卒。中国農業科学院茶葉研究所・研究員、所長を経て、現在中国国際茶文化研究会名誉副会長。主要著書に、『中国茶文化』（共編、上海文化出版社 1991）、『世界茶業100年』（共編、上海科技教育出版社 1995）、『中国茶経』（共著、上海文化出版社 1992）など。

中村羊一郎（NAKAMURA Yoichiro）

静岡産業大学総合研究所客員研究員。専門は日本民俗学。主要著書に、『番茶と日本人』（吉川弘文館 1998）、「柳田國男が見た山茶──東京から九州、そして東南アジアへの視野拡大の可能性」（『日本民族の源流を探る』三弥井書店 2012）、『ミャンマー　いま、いちばん知りたい国』（東京新聞 2013）など。

関　剣平（GUAN Jianping）

浙江農林大学茶文化学院副研究員。専門は文化史・飲食文化。主要著書に、『茶與中国文化』（人民出版社 2001）、『文化伝播視野下的茶文化研究』（中国農業出版社 2009）、『世界茶文化』（編者、安徽教育出版社 2011）など。

沈　冬梅（SHEN Dongmei）

中国社会科学院歴史研究所研究員。専門は宋史・茶文化史。主要著書は、『宋代茶文化』（文海出版社 1999）、『茶経校注』（中国農業出版社 2006）、『茶與宋代社会生活』（中国社会科学出版社 2007）など。

〔編者紹介〕

熊倉功夫（KUMAKURA Isao）

東京教育大学文学部卒。国立民族学博物館教授をへて、現在、静岡文化芸術大学学長。主著に、『近代茶道史の研究』（日本放送協会 1978）、『茶の湯の歴史—千利休まで』（朝日新聞社 1990）、『日本料理文化史—懐石を中心に』（人文書院 2002）、『現代語訳 南方録』（中央公論社 2009）、『後水尾天皇』（中公文庫 2010）など著書多数。

姚 国坤（YAO Guokun）

中国農業科学院茶葉研究所研究員。主要著書に、『中国茶文化』（共編、上海文化出版社 1991）、『中国茶文化遺跡』（共著、上海文化出版社 2004）、『図説中国茶文化』（編者、浙江古籍出版社 2008）など。

栄西『喫茶養生記』の研究

2014年7月2日 第1刷発行

編 者 熊倉功夫・姚 国坤

発行者 宮下玄覇

発行所 株式会社宮帯出版社

京都本社 〒602-8488

京都市上京区寺之内通下ル真倉町739-1

営業（075）441-7747 編集（075）441-7722

東京支社 〒102-0083

東京都千代田区麹町6-2 麹町6丁目ビル2階

電話（03）3265-5999

http://www.miyaobi.com/publishing/

振替口座 00960-7-279886

印刷所 モリモト印刷株式会社

定価はカバーに表示してあります。落丁・乱丁本はお取り替えいたします。

 ISBN978-4-86366-935-2 C1020